国府田 淳

健康本200冊を読み倒し、自身で人体実験してわかった

食事法の最適解

講談社+α《プラスアルファ》新書

はじめに

「真実はいったいどこにあるんだ⁉」

「医師が書いたものでも、正反対の意見がある。どれを信じればいいのか」

これが、健康的な食事についての本を２００冊読んだ私の正直な感想でした。

巷には、各種ダイエット系はもちろん、ロカボ、パレオ、１日１食、○○式食事法……ありとあらゆる健康的な食事に関する本が溢れています。

「これであなたも健康になれる！」「病気にならない！」「痩せる！」などといった強いタイトルやキャッチコピーは魅力的ですから、つい手を出してしまいがちですよね。でも、なかなか効果が出ない、続けられない……とお困りの方も多いのではないでしょうか。

かくいう私もそんな状況に陥った典型的な一人です。むしろ２００冊も読んでしまったので、人一倍ハマったといえます。シリコンバレー式食事法のようなベストセラー系にはじまり、マクロビオティック、ナチュラルハイジーン、ベジタリアン、ヴィーガン、糖質制限などなど、さまざまな本を読んでは試し、読んでは試しを繰り返していきました。

ただ、それだけの量の本を読んで研究を重ねても、万人に有効な答えを導き出すことはできませんでした。冷静に考えれば、各人が違う体をしていて、生活環境もまったく異なるわけですから、それも当然の話です。

それならば、さまざまな主張をいったん俎上に載せて俯瞰的に捉えた上で、各人に必要な情報を取捨選択できる状況をつくることが大事だと考えたのです。一つの方法論を信じ込むのではなく、各主張の賛否両論を知り、「中庸」を見極め、自分に合った「ウェルネスな食事のポートフォリオ」をつくる。それこそが重要なことではないか、と。

以前、オフィシャルコラムを担当しているForbes JAPANのWebサイトに、「関連書100冊から見えてきた『ウェルネスな食事』の傾向」という記事を寄稿したところ、とても大きな反響をいただきました。たくさんのコメントを読んでわかったのは、多くの方が健康的な食に強い関心を持っているにもかかわらず、情報が整理されていないため右往左往しているということです。

そこで私は、皆さんがたくさんの健康食関連の本を読む必要がないように、また雑多な情報に惑わされないように、200冊以上の本の中から良質な情報のみを抽出し、自分に合った食事のポートフォリオを効率的につくるための「指南書」をまとめようと考えました。

それが本書です。具体的には、主食、肉、魚、野菜、お酒など一つ一つのトピックスに対して肯定派と否定派の両面を取り上げ、皆さんにも取り組みやすいように最適解をまとめています。

また、自分自身の体験談だけではなく、4人の協力者に本書の原稿を読んでもらい、実際に食事の改善を2ヵ月間にわたり実践してもらった結果を紹介しています。驚くことに、4人ともに健康診断の結果に改善が見られました。そのような実体験エピソードも交えて、多角的に「ウェルネスな食事」について追っています。

なぜ「健康的な」ではなく「ウェルネスな」という言葉を使っているかというと、単に体が健康になるというよりも、体が整うことによって心も満たされ、そして心が満たされた人が増えることによって、社会がより良い方向に進む、そんな願いを込めて「ウェルネスな食事」としています。ちなみにウェルネスとは、「健康」の定義をより広い視点で捉えた言葉で、WHO（世界保健機関）が提示したものです。健康をベースとして、いきいきと豊かな人生や輝く人生を送っている様子を表しています。

暴飲暴食に運動不足、喫煙で、ついに悲鳴を上げた体

そもそも、私がウェルネスな食事やライフスタイルに興味を持ったきっかけは、自分の体の悲鳴でした。以前の私は、ウェルネスとは正反対の生活を送っていたのです。

現在、私は46歳。クリエイティブカンパニーなど、計4社の経営に携わっています。32歳

で起業して5人でスタートした会社も、今ではグループ会社も合わせると130人以上の規模となり、おかげさまで着実に成長しています。

でも、会社を始めて3～4年の頃は、とにかく無我夢中で仕事に没頭していたため、私生活や体のことはみじんも気にしていませんでした。

運動もまったくせずに暴飲暴食、喫煙もおかまいなし。コンビニ弁当や牛丼、ファストフードは当たり前で、たびたび徹夜しては缶コーヒーやエナジードリンク、スイーツで糖分補給、朝はハンバーガー店のモーニングセットでパワーチャージ、3時のおやつにはスナック菓子や市販のチョコで空腹をしのぐ……そんな生活を送っていました。

すると、36歳頃からでしょうか、体の不調が次々とあらわれ始めたのです。体力が衰えて徹夜ができなくなっただけではなく、右腕の痺れが頻繁に起こるようになりました。さらに極端に風邪をひきやすくなり、夜中に目が覚めて眠れなくなるなど、体のパフォーマンスがまったく上がらなくなりました。そうなると、仕事にも熱が入りません。

その時期は、会社の売り上げも伸び悩みました。取引先が倒産して億単位の損失が出そうになる状況に見舞われたこともあり、精神的にも追い込まれて、心身ともにボロボロの状態。そこで心機一転、生活を見直すことにしたのです。体のパフォーマンスを上げ、自分の能力を高めるにはどうすれば良いのかを、真剣に考えるようになりました。

ランニングやジムでの運動から、ヨガや瞑想（インドへ修行にも行きました）、スリランカのアーユルヴェーダの施設に入る、アレルギーやＤＮＡ、腸内フローラ検査を受けるなど、さまざまなことに取り組みました。もちろん、各種ダイエットにも手を出しました。その中でも比較的簡単で、毎日行うことができて、かつ効果的だと思えたのが「食」の改善でした。

ジムやランニングは億劫でサボりがちですし、ヨガや瞑想のリトリートには頻繁に行けません。つい忘れがちな事実ですが、私たちの体は日々の食べ物によってできています。忙しい私たちにとって、まず食べるものを変えることが、体のパフォーマンスを上げ、自分の能力を高めるためには効率的なのです。

また、ＡＩやインターネットの浸透により、知識はコモディティ化（汎用化、陳腐化）していきます。体の感覚を研ぎ澄ますことこそが、次の時代にますます重要となります。その鍵を握るのも、やはり食事でしょう。そのために、私は膨大な数の健康食関連の本を参考にしながら、「食」の改善に取り組んでいきました。

でも、もともとストイックというより、だらしない性格の人間です。何でも、すぐにできたわけではありません。恥ずかしながら、５〜６年もの時間をかけてジワジワと自分の食のスタイルを構築していった、というのが実際のところです。

それでも、40歳に差し掛かる頃には、徐々に結果が出始めました。

まず、体重が58・5kgだったのが、53・0kgまで減少。もともと痩せ型なのに、お腹だけ出ていたので悲惨な見た目だったのですが、ぽっこりしていたお腹の肉がなくなり、少し割れるくらいにすっきりしました。

体脂肪率は12％から8％になり（BMIは17とやや痩せすぎですが）、毎年の健康診断もC判定が1～2個、B判定も3～4個はあったのが、C判定は一つもなくなり、B判定も減りました。風邪をひきにくくなり、病院に行くこともほとんどなくなりました。

なにより、体が軽くなって直感も冴えるようになったため、意思決定が早くなり、パフォーマンスが格段に上がりました。

仕事で記事を執筆することもありますが、30代の頃は40代になると書くスピードが遅くなるのだろうと思っていました。しかし、むしろどんどん速くなり、30代に3～4日は費やしていた量が、40代では1日半で終えられるようになりました。会社の業績も、ここ5年間で240％アップするなど着実に成長しています（もちろん私だけの功績ではありません）。

食事の改善のほかにも、毎日のヨガや瞑想、ストレッチなども影響しているとは思いますが（ジムと毎日のランニングは続かず断念しました）、食事の影響が一番大きいと実感しています。

「やる」ことより、「やめる」ことにフォーカスしてみよう

最初のうちは、とにかくさまざまな健康食関連の本を読んでは試していきました。なぜ本を中心に情報を集めたかというと、ネットの情報はコピー&ペーストが氾濫して、出所の特定が難しく、信頼性に欠ける情報が多すぎたためです。

それでも、あれこれやっていくうちに、矛盾を感じることも出てきます。

医師が書いている本でも正反対の主張があったり、本の通りに糖質制限をした結果、目の下の痙攣が続くなど体調が悪くなったりすることもありました。たとえ医師が書いたものでも、一つの方法論に偏るのはむしろ危険かもしれない、と思うようになったのです。

また、続けることの難しさも痛感しました。怠け者の私にとっては、そもそも習慣化させることが難しかったのです。そこで、ダメな自分でも続けられる方法を模索していくと、積極的に何かを「やる」よりも、「やめる」ことにフォーカスするほうがラクで効率が良いことに気づきました（やめたものは210ページで紹介しています）。

やめるということは当然、ほかに代わる選択肢がないといけませんから、私はさまざまな情報をもとに、新たな方向性を決めていきました。

私の場合、数多の健康食関連の本を読んでは試しを繰り返したため、かなりの時間を費やしてしまいました。ですから、読者の皆さんにはより効率的に自分に合ったウェルネスな食事法を導き出してもらいたいと考え、本書ではそのための情報をまとめています。

繰り返しますが、私たちの体は毎日の「食」によって作られています。そう考えれば、日々の生活の質を向上させ、仕事のパフォーマンスを上げるために、食はかなり重要なファクターであり、人生の根幹に関わるといってもいいでしょう。

それにもかかわらず、食について詳しく学ぶ機会は多くないですし、日々の忙しさの中ではどうしてもなおざりになりがちです。

とにかく早く済ます。コンビニの添加物まみれの弁当を毎日食べる。疲れたらコーヒーをがぶ飲みしてカフェインを摂取する。甘いものをたくさん食べて糖分をチャージする……仕事に関しては緻密なのに、食に関しては無頓着という方は意外と多いように思います。

そんな方に少しでも食について興味を持っていただき、膨大な情報の中から本当に役立つ情報を効率的に届けたい。「読む予防薬」を作りたい。それが、本書を執筆した動機です。

食についてのリテラシーを高め、自分の体質や性格に合ったウェルネスな食事を実践していけば、日々の生活や仕事の質は格段に上がります。それを習慣化していくことができれば、人生そのものが好転していき、これからの人生１００年時代に備えることができるでしょう。

ぜひ、あなたにフィットする「ウェルネスな食事のポートフォリオ」を完成させてください。

そのお手伝いが少しでもできれば、本望です。

目次

第5章　「体に悪い」食材、徹底調査！

第6章 「体に良い」食材、徹底調査！

第7章 「おおむね良いが、ネガティブな意見もそこそこある」食材、徹底調査！

第8章　毎日のパフォーマンスを上げる「体に良い食べ方」

第9章　食事改善プロジェクトでわかった「ウェルネスな食事」

第1章　これだけは知っておきたい！　主食の食べ方

ご飯やパンが、体に良くないとしたら!?

私たちの食生活で、もっとも多く登場する食材といえば、ご飯とパンでしょう。ところが、多くの健康食関連本を読み進めていくと、残念ながら、ご飯とパンについては、半数以上がネガティブな意見。主な理由は、糖質が高いということです。

人の体は、糖質の高いものを食べると血糖値が上昇します。血糖値が上がると、脳から快楽を感じるホルモンが分泌され、満足感や幸福感をもたらします。血糖値が下がるにつれて、その効果も薄まっていき、次の食欲につながっていきます。

糖質の高いものを大量に摂取すると血糖値が急激に上がるため、それを元に戻そうとする作用が働き、急激に血糖値が下がります。すると空腹を感じ、イライラしてしまって、体が再び糖質を求めるのです。

このメカニズムが甘いものの食べ過ぎを招きます。

この血糖値の乱高下を「血糖値スパイク」といいます。これは血糖値の急上昇や急降下による体への作用のことで、この振り幅が大きいと、糖尿病やガン、認知症、脳梗塞や心筋梗塞など各種疾患や、自律神経が乱れて精神が不安定になるなど、さまざまな不調をもたらします。

たしかに、甘いものを食べると一瞬は幸福感で満たされますが、すぐに「もっと、もっと」と体が欲して、つい食べ過ぎてしまいます。つまり、糖質は中毒性が高い。砂糖については この作用を容易に想像できますが、ご飯とパンにも同じことが起こるというのが、ネガティブ論者たちの主張です。

中には、「ご飯やパンは砂糖と同じ」と主張する本もありました。実際、私も血糖値計測装置を体に装着して実験したところ、通常食後の血糖値は140〜150mg／dLなのに、ご飯やパンを食べた後は168mg／dL前後まで急激に上がることがありました。

また、ご飯やパンを食べて急激に血糖値が上がると、ストレスを感じたときに出すべきホルモン（アドレナリン、コルチゾール）が出てしまい、本当にストレスを感じても、それらの分泌物が出ないという主張もあります。

そうはいっても、やはりご飯やパンを食べたいという方も多いでしょう。

では、どうしたら良いのでしょうか？

それでもご飯を食べたい人は、どうすれば良いのか？

これが最適解！

「分づき米」にするか、白米に雑穀やもち麦、昆布、寒天を混ぜて炊く

ご飯を食べたいけれど、血糖値が心配なとき。多くの本で、その対策として推奨されているのが、白く精製されたお米ではなく、玄米や雑穀米を食べることです。

玄米は白米と比べて食物繊維、ビタミン、ミネラルが豊富で、栄養価も高く、たんぱく質も多く含む優れた食材です。

実際に、欧米の統計学的な手法を用いた研究によると、玄米や全粒粉のパンなどの全粒穀物の摂取量が多いほど、死亡率やガン、心血管系疾患、糖尿病などのリスクの低下、体重の減少が見られるなど、さまざまなエビデンスが示されています。

ただし、健康食関連の本ではかなりの割合で良いとされている玄米ですが、実はこちらに

も反対派がいます。

玄米は、強い排出作用があるフィチン酸の働きによって体内の毒素を排出してくれるのですが、同時に体に必要なミネラルも排出してしまうため、ミネラル不足になり、場合によっては体調不良につながることもあるというのです。フィチン酸によってカルシウムも奪われるので、虫歯になりやすくなる可能性があるという指摘もありました。

そのため、反対派の主張は、一定期間、病気を治すために食べるのにはうってつけだが、症状が改善されたらやめるか、たまに食べる程度にしたほうが良いということ。

さらにアブシジン酸（ABA）という活性酸素（過剰な産出は老化を促進させる）の発生を促す成分が含まれているほか、残留農薬の心配もあります。

それらを無害化する対処としては、玄米を炊く前に一晩（17時間程度）、浸水させることです。それが面倒であれば、玄米をわずかに発芽させて栄養価をさらに高めた「発芽玄米」という選択肢もあります。

発芽玄米は、通常の玄米よりは少し値段が高いのですが、スーパーでも購入できます。玄米よりも柔らかくて食べやすく、うま味も増していることから、これから玄米を試そうという方にはオススメです。自然乾燥の玄米であれば、自宅で40時間程度、水に浸けておくだけで、発芽玄米を自作することもできます。

もう一つの選択肢としては、「酵素玄米（寝かせ玄米）」というものもあります。玄米や発芽玄米を保温状態で3～4日寝かせたものです。発酵しているため、栄養価はさらに上がり、もち米のようにモチモチした食感になるので、食べやすくなります。

でも、玄米は手間がかかるし、発芽玄米も酵素玄米も値段が高い。正直言って、どちらもハードルが高い……と思われる方も多いかもしれません。

そこで、血糖値の上昇を抑えるために、もう少しお手軽な方法があります。3～7分づきのお米を選ぶことです。分づき米は玄米と白米の間で、数字が大きくなるほど白米に近づきます。こちらであればビタミンや食物繊維を含む胚芽が残っているので、白米より栄養価が高く、かつ玄米より食べやすいのでオススメです。

また、雑穀やもち麦、昆布、寒天を白米に混ぜて炊くと、栄養価が高まり、うま味も増し、血糖値の上昇を防ぐので、効果的です。お米と一緒に入れるだけなので手間もかかりませんし、比較的お求めやすいのも魅力です。

「玄米は消化に悪い」という説もありますから、体に合わない方や小さなお子さんのいる家庭ではこれらを参考にしてみてください。

最近は、レストランや定食屋さんでも、白米と雑穀米を選べるお店が多くなっています。そんなときは、雑穀米をチョイスすると良いでしょう。

さらにご飯を食べる際は、糖質の摂取を抑えるために、量を減らすことを心がけましょう。お茶碗1杯程度が良いでしょう。血糖値の上昇を緩やかにするために、よく嚙んでゆっくり食べることも重要です。かき込むように食べるのは、やめましょう。

米を食べる前に野菜などの食物繊維を食べれば、血糖値の上昇を抑えられます。丼ものはなるべく避け、定食系のメニューを選びましょう。

体の調子の悪いときは米を抜いて、おかずだけにするなども試してみてください。

★今すぐ実践できる！　200冊から導き出した「ご飯」の食べ方

◎分づき米にするか、白米に雑穀やもち麦、昆布、寒天などを入れて炊く
◎デトックスしたいときは玄米、たまに白米など、食べ分けて体調を見る
◎ご飯を食べる際は「量を減らす」「ゆっくり、よく嚙んで」
◎血糖値の上昇を抑えるために、先に野菜などを食べる

ちなみに、著者の食べ方は……

私は、分づき米にする日と、雑穀やもち麦を入れる日、さらに昆布のみを入れる日をローテーションで回しています。

雑穀で愛食しているのは、マゴメ社の「七福豊穣米の素」です。サラダだけの食事のときも結構ありますので、必然的に、米食をお休みする機会があります。また、体調が悪いときは、米を抜くと良くなる傾向がありますので、おかずだけにして早めに体の調子を整えるようにしています。

ちなみに、私は米を完全に抜く糖質制限をしたところ、目の下がピクピクと痙攣するようになってしまいました。糖質制限を無闇にやるものではないと身を以て実感し、以来、米はほどほどに食べるようにしています。

大盛りやおかわりはせず、普通盛りが基本。野菜などを食べてから、米を食べます。外食時に白米か雑穀米を選べる際は、迷わず雑穀米をチョイスです。

やっぱりパン派というあなたに！

これが最適解！

全粒粉入り・ライ麦のパンか、クロワッサンを選び、コンビニの菓子パンは食べない

次はパンについて見てみましょう。

パンが好きでよく食べるけれど、糖質が気になるという方には、小麦のパンではなく、全粒粉やライ麦のパンがオススメです。

全粒粉のパンとは、小麦をまるごと粉状にした全粒粉という茶褐色の小麦粉を使ったパン。お米でいえば、玄米にあたります。精製された白い小麦粉より栄養価が高く、糖質や、後ほどご説明するグルテンも少ないので、多くの本で勧められています。ただし、全粒粉のパンは普通のスーパーマーケットではラインナップが少ないため、入手しにくいかもしれません。しかし、全粒粉のみではなく、「全粒粉入り」であれば、スーパーでも普通に手に入ります。小麦粉との割合もさまざまですから、手にとって確認してみましょう。

また、ライ麦のパンも栄養価が高く、ＧＩ値（食後２時間以内に血液中に含まれる糖質の量を示す数値）は低く、おまけにグルテンを含みませんから、お勧めです。

全粒粉のパンは香ばしく、ライ麦のパンは酸味があり、どちらも甘さが少なくてボソボソした食感となるため、好き嫌いが分かれます。この点においても、全粒粉だけより全粒粉入りパンのほうが食べやすい、と感じる方も多いでしょう。

そして、意外な盲点ですが、食パンよりクロワッサンのほうが血糖値を上げにくいといわれています。糖質は脂質と一緒に摂取すると血糖値が上がりにくいため、クロワッサンに練りこんであるバターのおかげで、この作用が働くのです。

もちろんクロワッサン以外のバターを練り込んだパンにも同じ作用が期待できるので、覚えておくと良いでしょう。

一方、コンビニで売っているような菓子パンには注意が必要です。菓子パンは添加物や砂糖を多量に含みますので控えましょう。

その不調、もしかしたら小麦アレルギーかも!?

これが最適解！

パンやパスタ、ピザを食べると体が重く感じる人は、グルテンフリーを意識してみる

パンには糖質以外にも問題とされる要因があります。それは小麦粉に含まれる「グルテン」というたんぱく質です。グルテンは、パンやピザの生地に弾力性を持たせてふっくらさせ、麺やパスタにコシを持たせるなど、小麦製品を美味しく食べるために重要な役割を果たしています。

グルテンでよく話題にのぼるのが、世界的なテニスプレイヤー、ノバク・ジョコビッチ氏が「グルテンフリー」、つまり小麦抜きの食事に変えたことで世界王者になったという話です。『ジョコビッチの生まれ変わる食事』（扶桑社）という本がベストセラーになったこともあり、健康オタクだけでなく、一般の方々にもグルテンフリーのことを知らしめるきっかけになりました。

グルテンフリーは、欧米を中心にもはや当たり前の選択肢になりつつあり、日本でも、ちらほらグルテンフリーの製品を見かけるようになりました。

このグルテンを分解する酵素を持っていないのが「グルテン不耐性」で、アレルギー反応を起こしてしまうのが「小麦アレルギー」です（厳密にいうと、グルテン以外のたんぱく質に反応する小麦アレルギーもあります）。

不耐性といえばアルコールや牛乳、アレルギーといえばエビやカニ、そば、卵などが有名ですが、小麦はそれらより割合が少ないため、あまり話題にのぼりません。でも、実は少なからず該当している人がいます。症状が如実に出ないことも多いため、本人も気づかずに摂取し続け、長年にわたって何らかの不調の原因となっているケースもあるというのが、グルテンのやっかいな点です。

私自身もアレルギー検査をしてみたところ、小麦に若干の反応がありました。たしかにパンやパスタなどを食べると、食後に体が重くなる感覚はありましたが、アレルギーだとは思ってもみませんでした。

私の場合はそこまで重大な不調を及ぼしているわけでもないので、たまには食べますが、量を減らすことで体が軽くなった感覚はあります。

また、アレルギー反応があったからといって、必ずしも症状が出るわけではありません。疑わしい方は、1〜2週間ほど、のちほどあげるようなグルテンを含む食品を抜いてみて、体調を見ると良いでしょう。

もしグルテンに反応があるなら、パンはたまに食べる程度にとどめることです。グルテンに問題がなかったとしても、糖質を抑えるために、なるべく全粒粉のものを選び（農薬の問題もあるので、オーガニックのもののほうがベターです）、添加物の入っていないものをチョイスしましょう。

また、ライ麦パンは、前述したようにグルテンを含みません。GI値も低く、栄養価も高いので推奨できます。

近年、食意識の高い層から広く知られることになったスペルト小麦（品種改良を行なっていない原種の小麦）もグルテン含有量が少ないため、アレルギーがあっても普通の小麦より不調になる可能性は低いようです。

ちなみに、小麦アレルギーを持つ方や、グルテン不耐性の方は、グルテンフリーの米粉のパンを食べるという選択肢もありますが、糖質は米粉のほうが高くなりますので注意しましょう（カロリーは低い）。

グルテンフリーというと、何となく健康に良いというイメージがあり、今はどんどん新商品も出ていますから、不耐性やアレルギーでなくても選択する方がいるかもしれません。しかしながら、グルテンフリー食品にも落とし穴があるので注意が必要です。

グルテンフリー食品は一般的にパサパサした食感になり、味も素朴になる傾向があるため、食感や美味しさを出すために大量の添加物や砂糖を使っていることがあります。また味気なく感じて満足できないこともあり、つい量を食べすぎてしまう危険性もあります。「グルテンフリー＝健康的」と安直に判断するのではなく、自分の体調や食べる量、原材料など、総合的に判断してください。

参考までに、グルテンが含まれる一般的な食品をピックアップしておきます。「私たちの食生活そのものじゃないか！」と激しいツッコミを入れたくなるほど、たくさんのものに含まれています。皆さんが不耐性やアレルギーではないことを祈ります。

【グルテンが含まれる主な食品】

パン、ピザ、パスタ、スコーン、マフィン、うどん、ラーメン、そば、そうめん、きしめん、お好み焼き、たこ焼き、ケーキ、クッキー、小麦粉の皮や衣を使う餃子、中華まん、焼売、からあげ、天ぷら、小麦粉をつなぎとして使うハンバーグ、醤油や味噌、カレールゥ、ビールなど。

★今すぐ実践できる！　200冊から導き出した「パン」の食べ方

◎「全粒粉入り」「ライ麦」のパンを選ぶ
◎クロワッサンは食パンより血糖値が上がりにくい
◎パン、パスタ、ピザを食べると体が重く感じる方は、グルテンフリーを意識してみる
◎グルテンフリー＝健康的とは限らない。糖質や添加物にも注意が必要

ちなみに、著者の食べ方は……

私はパンを積極的に家で食べることはありませんが、クロワッサンやライ麦パン、レストランで焼き上げられたハード系のパンは好きなので、機会があればいただきます。スーパーやコンビニで菓子パンやサンドイッチを買って食べることはありません。

「昼は麺派」という人は、何を食べればいい？

これが最適解！

血糖値を上げにくい蕎麦がオススメ。特に十割。ラーメン×ライスは避け、×サラダに切り替える

次は、麺類について見てみましょう。

ラーメンやうどん、パスタなどは小麦粉、蕎麦はそば粉と小麦粉でできているので、ほぼパンと同じメカニズムが働くと考えて良いでしょう。小麦にアレルギーのある方は注意が必要です。

ただし、十割そばは小麦粉を使っていませんし、二八そばもそば粉が8割を占めるため、扱いは少し違います。そば粉は、小麦粉に比べて栄養価が高いといわれますし、食後の血糖値の上昇を測るGI値も低く、そば粉の含有量が多いものは、どちらかというとヘルシーといえます。

一般的にGI値の低い食品は、血糖値が急激に上がることを抑える効果が期待できる食品、GI値の高い食品は、血糖値を急に上げてしまう食品とされています。

比較的血糖値を上げにくい蕎麦は、アレルギーがなければ、普通に食べていても問題はなさそうです。ただ、そば粉も、糖質自体はうどんと大して変わりませんので、その点には少し注意が必要です。

麺類は野菜を摂りにくいという側面もありますから、野菜を摂るためには「野菜たっぷりのちゃんぽん麺」のような選択肢がベターです。野菜を加えられるときは、野菜増し増しでオーダーしましょう。野菜を使ったメニューがない場合は、副食としてサラダを加え、バランスを取ります。

ちなみに、大好物という方も多いかと思われる「ラーメンライス」ですが、ラーメンやうどんと白米のセットは、糖質×糖質なのでNGです。

チャーハンは、米を油でコーティングしているために白米よりは血糖値を上げにくいものの、糖質や塩分、油分も多く含まれるため、やはりオススメできないという話がいくつかの本で見受けられました。

全粒粉のラーメンやうどん、米粉やきび、ひえ、あわなどを使ったグルテンフリーのラーメンなども存在はしますが、種類は限られますので、現実的には取り入れにくいでしょう。

★今すぐ実践できる！　２００冊から導き出した「麺類」の食べ方

◎蕎麦は、うどんやラーメンに比べてヘルシー
◎野菜たっぷりのメニューか、副食としてサラダをチョイス
◎ラーメンライス、ラーメンチャーハンセットはＮＧ！

ちなみに、著者の食べ方は……

麺類では、たまに蕎麦を食べますが、ラーメンやうどんはほとんど食べません。食べるとしても単品ではなく、サラダやおひたしなどの副食も頼みます。

第2章　これだけは知っておきたい！　肉の食べ方

ダイエットや老化防止に効果のある肉。賛成派の主張は？

主食の次は、多くの方の関心が高い肉です。肉は、賛否両論がはっきり分かれており、実は一番やっかいな存在です。私が調べた200冊の本のうち、賛成派は約65％、反対派が約35％でした。

お肉賛成派の主な主張は、「肉は、良質なたんぱく質やミネラルなどを豊富に含んでいる」「人間はもともと狩猟採集民だったため、肉食は最適」「肉は血糖値の上昇をもたらさないので良い」などというもの。

一方の反対派は、「肉には発ガン性がある」「人間は狩猟採集民の時代に穀物を食していたので、肉食より菜食に適している」「畜産が地球環境の汚染を加速化させているので良くない」「動物愛護の観点で良くない」などという意見です。

どちらにもそれなりに妥当性があるので、判断が難しいところです。

まず、肉が人間の体にもたらす効果について見てみましょう。

肉は良質なたんぱく質を含んでいます。たんぱく質は体の骨格から筋肉、皮膚、毛髪、内臓など、あらゆる組織を構成する材料となり、人間の体にとって必要不可欠なもの。そのたんぱく質を効率的に摂取できるため、肉は重要な存在とされています。

老化とは、体のたんぱく質と脂質が糖と結びついて劣化することだといわれますが、肉を食べなければ、老化が進み、病気にかかりやすい体になるそうです。

また、たんぱく質は20種類のアミノ酸で構成されており、そのうちの9種類は体内では作れないため、食事から摂る必要があります。肉は、そうした体で作れない必須アミノ酸をたっぷり含んでいます。

さらに、肉は多幸感を生み出すセロトニンや、睡眠の質を上げてくれるメラトニン、やる気を増大させるノルアドレナリンを生成するヘム鉄を多く含むため、精神的にも良い影響があるという研究結果もあります。

血糖値を上げにくい性質を持つため、糖尿病などの予防にもなります。

また、満腹中枢への刺激が炭水化物や脂質よりはるかに効率的なので、食べ過ぎのリスクも少なく、ダイエットにも効果があるそうです。

肉は糖質制限に効果があるの？

これが最適解！

肉には血糖値上昇を抑える効果あり！もっともヘルシーな肉は鶏。豚肉には疲労回復も！

肉は糖質が低く、血糖値の上昇が抑えられるため、ご飯やパンなどの炭水化物を食べずに、肉や魚などのおかずを中心に食べようという主張があります。糖質制限の関連本にはよく出てくる主張ですね。

たしかに、私も血糖値を測定したところ、お米を食べるとグッと血糖値が上がるのに対して、肉はたくさん食べても、さほど上がりませんでした。

また、野菜から食べる「ベジファースト」では、野菜だけでお腹がいっぱいになってしまったり、糖質以外の栄養素の吸収も遅くなってしまったりするため、「ベジファーストより、ミートファーストが良い」と推奨している本もありました。

肉を推奨する立場の本を総合すると、特に健康効果が高いとされているのは、鶏肉です。次が豚肉、そして牛肉の順に健康効果が高いという説が多数、見られました。

では、それぞれの肉について見てみましょう。

【鶏肉】

鶏肉は低脂肪で、低カロリーであるため、ヘルシーであるという意見が多く見られます。牛肉や豚肉よりもたんぱく質が豊富で、鶏皮以外はコレステロールを上げる原因となる飽和脂肪酸をほとんど含んでいません。また、肝機能を高め、アレルギーを抑える働きをするメチオニンや、コレステロールの量を改善してくれるナイアシンなどを含んでいます。

◎鶏肉のヘルシーな部位（たんぱく質が多く、脂質が少ない）

1位・ささみ　／　2位・むね　／　3位・もも

【豚肉】

豚肉は、疲労回復に効果があるというビタミンB_1を多く含みます（なんと牛肉や鶏肉の10倍！）。脳を活性化し、集中力や記憶力を向上してくれるビタミンB_{12}も豊富です。ちなみに、ビタミンB_{12}は植物性食品からは摂れないため、ベジタリアンには不足しやすいといわれています。また、豚肉を食べると、これらのビタミン類による美肌効果も期待できるそうです。ビタミンB_1には糖質をエネルギーに変える効果があるので、お米をたくさん食べる日本人とは相性が良いとされています。

◎豚肉のヘルシーな部位（たんぱく質が多く、脂質が少ない）

1位・ヒレ　／　2位・もも　／　3位・ロース

【牛肉】

牛肉は、貧血や冷え性、疲労倦怠感の改善などに効果のあるヘム鉄という鉄分を豊富に含んでいます。また、幸せホルモンといわれているセロトニンや、体内の脂肪を燃焼させやすくしてくれるカルニチン、老化を防ぐビタミンEなども含まれています。

◎牛肉のヘルシーな部位（たんぱく質が多く、脂質が少ない）

1位・ヒレ　／　2位・もも　／　3位・肩ロース

このように、鶏肉なら、ささみやむね肉、豚肉や牛肉なら、ヒレ、もも、ロースの順番にオススメです。普段のチョイスを少し変えるだけでも、違ってきそうですよね。

さらにレバーは栄養価が高いとされているので、摂り入れても良いでしょう。高級な霜降り肉は脂質が多いので、たまの贅沢くらいにしておきましょう。

また、部位だけではなく、お肉自体の質も重要です。安い肉は餌に抗生物質が使われていたり、肥育ホルモンが投与されていたりすることが多いといいます。できれば有機栽培の飼料で育てられたオーガニックのものや放牧や平飼いなど、飼育環境にこだわった肉を選びたいところです。

ちなみに近年、存在感を増している「ジビエ」ですが、自然の中で育っているために無駄な脂肪がついておらず、ヘルシーな肉だと勧めている本が多く見られます。ただし、食中毒などのリスクもありますので、火をよく通すなど、食べ方には注意が必要です。

最近は、しばらく寝かせてうま味を増した「熟成肉」も注目されています。発酵に似たプロセスを経ているという点で体に良いという話もありますが、こちらも食中毒などのリスクがあるためで、たまに食べる嗜好品的な扱いが良さそうです。

肉はいつ、どれくらい、どのように食べたらいいか？

これが最適解！

消化吸収を良くするため、ランチに野菜と一緒に摂るべし！

肉は消化や吸収に時間がかかるため、早めの時間帯に摂りましょう。夕食でがっつり食べると、胃腸に負担がかかりますので、ランチがお勧めです。

量としては、肉だけで1日の推奨たんぱく質を摂ろうとするなら、男性が1日300g、女性は1日200g程度といわれています。

また、満足感を高めるためにも、消化を良くするためにも、よく嚙み、ゆっくり食べてください。さらに肉以外の食材もバランス良く食べ、食べ過ぎに注意することも大事。

ちなみに、肉食を推奨している本は、たいてい肉を食べることにフォーカスして書かれており、毎日肉をたくさん食べてもいいといったイメージを抱きがちですが、実際にはそうではありません。どの本もよく読むと、さり気なく「野菜や魚などもバランス良く食べましょう」と書いてあります。本を作る際には、メインとなるメッセージを誇張しがちですが、そういったバイアスがかかっている可能性があることも押さえておきましょう。

次に、肉の食べ方ですが、あまり焼きすぎないほうが良いようです。牛ステーキならばウエルダンではなく、ミディアムやレアが良いでしょう。肉を焼き過ぎると、前立腺ガンのリスクを上昇させるという話もあります。

また、焼いたり揚げたりするよりも、煮込み料理や蒸し料理のほうが、老化の原因となるＡＧＥｓ（エイジス：終末糖化産物。老化の元凶といわれています）の発生量を抑えられるようです。血糖値が上がった状態でたんぱく質が入るとＡＧＥｓが発生しやすいため、ステーキ（肉）とご飯（糖質）の組み合わせは控えたほうが良いという説があります。この話が本当ならば、みんなが大好きな牛丼やカツ丼、焼肉店での白飯もＮＧということになりますから、困ってしまいますね。

そんなときは、副菜やサラダを必ず注文し、副菜（サラダ）→肉→ご飯の順に食べると良いでしょう。血糖値の上昇を抑えながら食べ進めることができます。

丼ものの問題は、食べる際にほかの選択肢がないため、どんどん口に入れて早食いになってしまうことと、野菜などの副菜がないことです。どちらも血糖値を急激に上げる原因となります。牛丼店では「ご飯大盛り」という注文を「サラダを付けてください」に変え、焼肉店ではサラダやサンチュなどの野菜を必ず注文することをお勧めします。

肉を食べる際は、糖質を控えて脂質の吸収を抑え、なおかつ肉で摂れない栄養素を含む野菜と一緒に食べましょう。

「高齢者ほど肉を食べるべき」は本当か？

これが最適解！

肉を食べれば、老化防止に効果あり！自律神経を整え、睡眠の質を上げる効果も

高齢になるにつれて、野菜や魚中心の粗食になっていくのが一般的ですが、近年は高齢者こそ肉を食べるべきだという主張が多数見受けられ、関連本もたくさん出ています。

高齢になればなるほど、けがや寝たきりのリスクを軽減させるため、筋肉量や筋力を維持しなければなりません。そのためには、良質なたんぱく質を摂る必要があり、肉がその役割を果たしてくれるというのが主な理由です。

また、若々しさを維持するアルブミンというたんぱく質があるのですが、これは加齢とともに減少していきます。ところが、肉をしっかり食べれば、アルブミンの減少を抑えて老化を食い止めることができるのです。

さらに、肉は「楽しい」「好き」といった前向きな意欲の元になるセロトニンとアナンダマイドというホルモンの分泌を促進してくれるため、アンチエイジングにも有効とのことです。

肉には自律神経を整える効果もあります。自律神経を整える働きをするメラトニンという物質がありますが、これはセロトニンというホルモンから産出されます。そのセロトニンは、肉に多く含まれる必須アミノ酸のトリプトファンやビタミンB_6から生成されるのです。そのため、肉には自律神経を整える働きがあるとされています。

また、肉には快眠効果も期待できます。たんぱく質が吸収される際に体を温める効果があるため、スムーズに眠りにつけるそう。さらに、睡眠中には成長ホルモンが分泌され、細胞の新陳代謝が行われるのですが、その成長ホルモンの材料となるのが、肉のたんぱく質に含まれるアミノ酸だそうです。肉を食べると、心が整い、睡眠の質まで上げられるのですね。

肉食否定派の言い分も気になる！

これが最適解！

肉がガンのリスクを上げるという研究結果もあり。気になる人は、少し減らして体調をチェック！

ここまでは、肉食の効用について見てきました。

しかし36ページで触れたように、肉食には一定数の否定派も見られます。否定派の主張にはどんなものがあるのか、耳を傾けてみましょう。

肉食否定派のうち、もっとも有名な説は、1977年に発表された「マクガバン・レポート」と、1983年から始まった「チャイナ・スタディー」です。

まず、マクガバン・レポートは、アメリカ政府がガンや心臓病などの疾患による医療費の支出を抑えるために、被験者3000人に対し、2年間という大がかりな食事と健康の調査を行ない、まとめられたレポートです。

このレポートは、「肉食中心の誤った食生活が心臓病の原因」「薬で病気は治せない」「食生活を改善しなければ、疾患は増える一方」と結論づけています。日本食がヘルシーだという見解も盛り込まれていました。

ところがこのレポート、畜産業界や医学会、製薬会社などから強烈なバッシングを浴び、後に主張を緩やかなものに変更せざるを得なくなりました。また、このレポートをまとめた「栄養に関する特別委員会」の委員長ジョージ・マクガバンは、政治的な圧力により政界で活躍できなくなってしまったそうです。利権の力というのは、実に恐ろしいですね。

一方、「チャイナ・スタディー」は、中国予防医学研究所とイギリスのオックスフォード大学、アメリカのコーネル大学の共同研究によるプロジェクトです。

この研究では「動物性食品を摂取すればするほど、病気のリスクが高まる」「動物性食品こそ、ガンの最大の要因である」と、動物性食品を完全に否定しています。代わりに「植物性の未精製、未加工の食品」が健康に良いと提唱しています。

ここまでの大がかりな研究を元に「動物性食品はダメ」とはっきり示されると、「本当なのでは……」と考えてしまいますよね。肉肯定派も否定派も、ぜひ一度読んでいただきたい内容です。

そしてこちらもマクガバン・レポートと同様に、米国食肉協会などからの圧力や中傷にあい、政府の食事指針に反映されることもなく葬り去られたため、「第二のマクガバン・レポート」ともいわれています。

ちなみに、日本人を対象にした国立がん研究センターの研究でも、「赤身肉（鶏肉以外の肉）の摂取量が多くなるほど、大腸ガンのリスクが高くなる傾向がある」という結果が出ています。また、肉食は脳卒中や死亡率の上昇にもつながるため、魚や鶏肉をお勧めするという主張もありました。

このように、肉食には肯定派・否定派それぞれの主張があり、それらをどの程度、取り入れるかは、各人それぞれで検証する必要があります。第9章の食事改善プロジェクトにケーススタディーがありますので、ぜひ参考にしてみてください。

さらに、36ページで肉のたんぱく質について触れましたが、「たんぱく質は体内に蓄積できないため、摂り過ぎると、余分なたんぱく質を処理するためのエネルギーを消費してしまう」という主張もあります。そうした余分なたんぱく質は、腸内で発酵して腐敗毒を出してしまうのだとか。

人間が1日に必要なたんぱく質の量は、体重×0・71〜0・8gといわれていますから、体重60kgの人なら42〜48g程度を摂れば十分です（牛肉のヒレなら100gで19・1gほどのたんぱく質が含まれます〈文部科学省の食品成分データベースより〉）。42〜48g程度のたんぱく質であれば、野菜や果物、豆類、穀物や芋類などの植物性食品からでも十分に摂取可能だそうです。

動物性食品がガンのリスクを上げるという研究結果も考慮するなら、念のため、肉の量を少し減らしてみるというのは、悪くない選択肢といえるでしょう。というのも、気をつけていなければ、知らず知らずのうちに毎日何らかの形で肉を食べている人が多いからです。

可能であれば、時には肉をお休みする日を作り、体調を見てみましょう。

元ビートルズのポール・マッカートニーは、菜食が地球環境保護につながるという主張に基づき、週に1度は肉を食べない日を作ろうという「ミートフリーマンデー」という活動を行なっています。

★今すぐ実践できる！　200冊から導き出した「肉」の食べ方

◎肉を食べるときは、鶏肉→豚肉→牛肉の順に健康効果が高いことを意識する
◎鶏肉ならささみやむね、牛や豚ならヒレというように、脂の少ない部位を選ぶ
◎肉を食べるときは野菜も食べる。ご飯などの糖質とは一緒に食べない
◎否定派の主張が気になるなら、肉の量を減らして体調を見よう

ちなみに、著者の食べ方は……

私はヴィーガンやベジタリアンの時期もありましたが、現在は、たまに肉も食べる「フレキシタリアン」にスイッチしました。肉を食べなくても不調はなく、むしろ体が軽くなり、便通が良くなり、吹き出物なども減りました。

肉を食べるのは週に2~3回程度で、量はかなり少なくしています。鶏肉を中心に、また豚肉や牛肉もヒレを中心にして脂の少ない部位を食べるようにしています。今のところ調子は良いですが、量に関しては、まだまだ検討の余地があるかもしれません。

レストランでコース料理をいただく際は、肉はレストランの自信作であることが多いので、なるべく食べるようにしています。以前は魚や野菜に変更してもらうこともありましたが、コースの完成度は下がる傾向がありましたので、今では変更せず、シェフのとっておきを楽しんでいます。「食の楽しみ」という観点で、精神的に良い作用があると考えています。

ハムやベーコンなどの加工肉については第5章で触れますが、ほぼ食べません。添加物が多量に入っている製品もあるので、代替肉やソイミートもあまり好きではありません。

第3章　これだけは知っておきたい！　魚の食べ方

「魚を食べると頭が良くなる」は本当だった！

魚は私たち日本人にとって馴染みの深い食材ですが、魚介類の1人あたりの消費量は減り続けているのが特徴です。

魚は体に良いという記述は非常に多く見られます。割合でいくと、魚について触れている本のうち、90％ほどです。ただし健康食関連の本の中では、野菜や肉、炭水化物に比べると情報量が少ないのが玉にキズです。おそらく野菜や肉ほどキャッチーではないのに加え、欧米では魚食の文化が乏しいために、あまり取り上げられないのではないでしょうか。

期待される健康効果としては、ガンや心臓病、脳卒中、アルツハイマー、うつ病などのリスクの低下があげられます。魚の摂取量が多いほど、睡眠の質やＩＱが上がるという話もあります。よく「魚を食べると頭が良くなる」といわれるように、脳のパフォーマンスを上げるというエビデンスも多数あります。

さらに、魚を週に2回以上食べるカップルは性交渉の頻度が高く、妊娠までの期間が短いという、「ほんとかよ！」とツッコミを入れたくなるような研究報告まであります。

各種疾患について見てみると、うつ病などの精神疾患が低下するというエビデンスもあり、これは魚ならではといえます。

たんぱく質の質も肉に劣らないばかりか、肉よりも消化しやすいため、たんぱく質の摂取という観点であれば、肉よりも効果的かもしれません。

どの魚が体に良いのか？

これが最適解！

ＥＰＡやＤＨＡやビタミンＤを多く含む青魚やマグロを食べるべし！

魚類全般が体に良いとされていますが、その中でも特に健康効果が高いとされているのが、イワシ、サンマ、サバ、アジ、ブリなどの青魚です。血中コレステロールの低下を促して血液をサラサラにしてくれるＥＰＡ（エイコサペンタエン酸）と、脳を活性化し、頭を良くしてくれるというＤＨＡ（ドコサヘキサエン酸）の含有量が多いだけでなく、免疫力を高め、筋力増強に役立つビタミンDが豊富というのが、その理由です。

なんとなく、タイやタラ、ホッケ、サケなどの白身魚のほうが健康的なイメージがありますから、意外ですよね。でも、青魚のほうが、値段が安くお財布にも優しいので、なかなか頼もしい存在です。

ただし、青魚は脂っこいため、体が弱っているときや病気の際は白身魚にするとか、すぐに酸化してしまうため新鮮なものを選ぶ、といった対策は必要かもしれません。

一方、マグロもEPA、DHA、たんぱく質を含んでいて、栄養満点の魚です。さらに、「幸せホルモン」といわれるセロトニンを増やす効果があり、精神的な安定にも寄与するとのことです。マグロが不動の人気を誇るのも納得できますね。

【EPA、DHAともに多い魚】

サバ、ブリ、サンマ、イワシ、うなぎ、サワラ、マグロ（大トロが特に多い）など

魚をどのように、どれくらい食べるべきか？

これが最適解！

魚は週に3回以上、食べると良い
加工食品でも健康効果あり！

では、魚はどのくらい食べれば良いのでしょう？

厚生労働省によると、EPAとDHA合わせて1日1gが目安とされています。EPAとDHAを1g分摂るには魚90gが必要です。90gといえば、大きめの切り身が1枚、マグロのトロが2～5切れ程度のイメージです。

欧米の研究では、週1～2回程度食べるだけでも、心筋梗塞などのリスクが減少するという報告があります。日本の国立がん研究センターが行った多目的コホート研究（長期継続観察調査）の調査結果によると、魚を週に8回程度食べる人は、週に1回食べる人に比べ、心筋梗塞のリスクが4割低いという結果が示されています。

これらを鑑みると、魚は積極的に摂るべきで、最低でも週に3回、好きな方はそれ以上を、コンスタントに食べると良いでしょう。

また、EPAとDHAのサプリメントも大量に出回っていますが、魚油が酸化してしまっていて体に悪いという話もあります。なるべく本物の魚から摂取しましょう。

刺身はEPAとDHAを効率的に摂取できるので、オススメです。

盲点は、寿司専門店やスーパーの惣菜として売られているパックに入ったお寿司です。表示を見ると、驚くほど添加物が使われているので、食べ過ぎには注意しましょう。

ところで、魚には、干し魚や缶詰、かまぼこ、冷凍など、加工食品も多いですよね。加工品なので健康効果も落ちると思われがちですが、実は栄養価はあまり変わらないそうです。加工してもEPAやDHA自体は酸化しないため、干し魚にも問題はなく、小魚は骨や内臓などすべてを食べることができるので、カルシウムなどの栄養素を効率よく摂取できます。

特に缶詰は栄養価が落ちるイメージが強いかもしれませんが、こちらも大丈夫。缶詰の汁まで料理に使えば、ロスなく栄養を摂り入れられます。かまぼこも、魚肉たんぱく質を効率よく摂り入れることができ、血糖値の上昇を抑え、大腸ガンを予防できるという研究結果もあります。

ただし、これらの加工品には添加物をたくさん使っている製品や、塩分がやたらと高い製品も多く、缶詰にはBPAという、体に有害とされる化学物質が使われていることもあるため、やはり摂り過ぎには注意しましょう。

また、冷凍の魚に関しても品質が落ちそうなイメージがありますが、現在は冷凍技術が進んでいるため、新鮮な魚を迅速に冷凍したものであれば、ある程度の品質は保てるそうです。ただ、冷凍時の環境まではわからないので、トレーサビリティ（商品の生産や流通過程が追跡可能であること）に配慮した、安心できる鮮魚店から買うのが良さそうです。

大型魚の水銀は、どこまで気にするべきか

ところで、魚といえば養殖と天然がありますす。一般的には天然のほうが値は高く、体に良いイメージがありますが、実はそうともいえないという意見も多いのです。

天然のほうが良いという主張は、「大自然の中で育つため、筋肉が発達していて身が引き締まっている」「旬のものはしっかり脂がのっていて美味しい」「養殖魚はエサに抗生物質を含んでいることがあり、発育環境が悪いためお勧めできない」というもの。

一方、養殖肯定派の代表的な主張は、「どこで何を食べて育ったかがわかるので、安全性が高い」「ＥＰＡとＤＨＡの含有率が天然ものを上回るという研究結果がある」など。果たしてどちらが良いのか、なかなか判断が難しいところです。

養殖の魚に関してよく話題にのぼるのが、チリとノルウェー産サーモンの危険性です。抗生物質や殺虫剤を投与されていたり、ダイオキシンやPCBなどの汚染物質が含まれていたりするというのが、その理由。地元の人は食べないとか、アメリカの環境保護庁が控えるよう主張しているなどという話がある一方で、それらの情報はすべてデマであるという反論もあり、話題になりました。

輸入ものの養殖サーモンのほとんどがチリ産かノルウェー産なので、気になるところです。インターネット上の情報で真偽は不明ですが、念のため、我が家では国産の天然ものの鮭を焼いて食しています。

また、近畿大学水産研究所がマグロの養殖に成功して近年話題になっていますが、その背景として世界的なマグロ漁獲量の減少があります。将来的に天然ものが減り、価格が高騰して食べられなくなることを考えると、養殖という選択肢も確保する必要がありそうです。

さて、体に良いとされる魚ですが、マイナス面としては水銀や汚染物質を含んでいる場合があることです。特に、マグロなどの大型魚は体内に蓄積しやすいために注意が必要であり、魚大国の日本人は水銀の摂取量が欧米人の2〜6倍であるとか。

それでも、厚生労働省のサイトには「健康への悪影響が懸念されるほどではない」という記述がありますから、そこまで気にする必要はなさそうです。

ただし、マグロなどの大型魚は妊婦や子どもは控えたほうが良いという注意事項がありま す。特に注意が必要な魚は、マグロ、金目鯛、マカジキ、キダイなどで、比較的食卓に並びやすいサケやアジ、イワシ、カツオ、サンマ、タイなどは大丈夫そうです。

また、マグロやカツオは体に害を及ぼす活性酸素を発生しやすいミオグロビンという成分を多く含むため、やはり過剰な摂取には注意しましょう。

ほかの海産物の健康効果は？

これが最適解！

意外と健康成分を含むイカ・タコ、肝機能を高める牡蠣など低脂肪で栄養価の高い食材を摂り入れよう

次に、イカやタコ、甲殻類、貝類など、魚以外の海産物についても触れておきましょう。

これらもしっかり栄養分を含んでいますので、意外とあなどれない存在です。

【イカ・タコ】

肝臓の解毒効果、コレステロールの減少、インスリンの分泌を促進して糖尿病予防に効果がある、視力を回復させるなど、さまざまな効果が期待できるタウリンという栄養素を多く含んでいます。老化防止のビタミンEや、細胞の再生や病気の予防にもなる亜鉛も含んでおり、カロリーが低いところも魅力です。

一般的にコレステロールが少し高いという話がありますが、実はタウリンの働きでコレステロールを減らしてくれる効果も期待できるので一度に大量に食べない限り、そこまで気にする必要はなさそうです。また、海藻と一緒に食べると、コレステロールへの影響を抑えられるようなので、気になる方はお試しください。

【貝類】

低脂肪で、たんぱく質が豊富。さらにカルシウムや鉄、亜鉛、マグネシウム、カリウムなど多くの栄養分を含んでいます。長寿に効果があるとされ、昔から漢方でも良薬として重宝されてきました。

特に、牡蠣は「海のミルク」といわれるほど栄養素が凝縮されており、肝臓の機能を高めるグリコーゲンやタウリン、造血作用のある鉄や銅、葉酸、美肌効果のある硫黄など、たくさんの健康成分が入っています。ただし、食べ過ぎると、亜鉛の摂り過ぎによる不調が見られることもあるので、一度の食事につき5個程度までにしておきましょう。

また有名な話ですが、牡蠣はあたることもありますし、アレルギーを持つ人もいますので、注意が必要です。ちなみに、牡蠣を食べる際には白ワインを一緒に飲むと、あたりにくいという情報もあります。白ワインには殺菌作用があるためです。

二日酔いに効くと広く知られているしじみは、肝機能を高める栄養素であるオルニチンやタウリンなどを豊富に含んでいます。

あさりは、カルシウム、カリウム、亜鉛、鉄、ビタミンB_{12}などミネラルが豊富で、疲労回復や美肌効果が期待できます。

【甲殻類】

エビの身は良質なたんぱく質であり、肉より脂肪が少なく、カロリーが低いのが特徴です。抗酸化作用のあるビタミンEやカルシウムも豊富に含んでいます。

さらに、桜エビは殻や内臓もまるごと食べられるため、ビタミンやカルシウムを効率よく摂取できます。殻に含まれているキチンには制ガン効果があるほか、不溶性食物繊維の働きによって腸内を掃除してくれるなど、さまざまな効能が期待できます。以前はガーリックシュリンプの殻を一生懸命、剝いて食べていた私も、それを知ってからは殻ごと食べるようにしています。

カニも、エビと同様、良質なたんぱく質を摂ることができ、貧血を予防するビタミンB_{12}や抗酸化作用を持つビタミンEなどの栄養素も豊富に含んでいます。

こうした甲殻類のマイナス面としては、痛風や高尿酸血症の原因となるプリン体を多く含むため、食べ過ぎには注意が必要という点です。また、甲殻類アレルギーの方もいますので、食後に不調を感じる場合は、アレルギー検査をしてみましょう。

【かつお節】

かつお節は細胞を活発化させ、新陳代謝を上げてくれるうま味成分、イノシン酸を豊富に含んでいます。また体にエネルギーを与え、疲労回復や集中力アップなどに効果のあるペプチドを多く含んでいるのも特徴的です。

さらに、良質なたんぱく質を含み、筋肉の形成やストレスの軽減、コラーゲンの働きを活性化させるメチオニンの効果で、お肌に潤いも与えてくれます。

美味しい出汁がとれるため、味噌や醬油の量を減らし、減塩効果にもつながります。

プリン体が多いようですが、かつお節を大量に食すこともないと思いますので、重症の通風などでない限り、そこまで気にする必要はありません。

★今すぐ実践できる！　200冊から導き出した「魚」の食べ方

◎鮮度の高い青魚を中心に、魚全般を積極的に食べよう
◎魚類をよく食べる人は、水銀などの影響を受けにくい小魚を中心にすると良い
◎缶詰も栄養価は変わらない
◎魚以外の海産物も健康成分を多く含んでいる

ちなみに、著者の食べ方は……

野菜中心の食生活なので、魚は大事なたんぱく質の供給源として積極的に食べています。お刺身から焼き魚、煮物まで食べ方もさまざまですが、揚げたものはAGEsが増えるため、あまり食べません。また、青魚を意識して食べていた時期もありますが、青魚は鮮度が落ちやすいという点も鑑みて、白身やほかの海産物などもバランス良く食べるようにしています。

しらすを納豆やアボカドと和えたり、おやつに小魚スナックを食べたりするなど、こまめに摂取できるように心がけています。

第4章　これだけは知っておきたい！　野菜の食べ方

野菜はやっぱり体に良い！　でも、どうやって量を増やす？

健康食関連の本２００冊の中で、野菜は95％以上の割合で「体に良い」とされています。ビタミン、ミネラル、食物繊維などを多く含み、抗酸化力や免疫力の向上、腸内環境を整えるなど、さまざまな健康効果が期待できることは、皆さんもご存じの通りです。実際、オレゴン州立大学の研究によると、野菜の摂取量が多い食事パターンの人は、冠動脈心疾患や脳卒中、糖尿病、ガンなどのリスク低減に一貫した相関関係が認められています。

しかし、それだけ良いとわかっていながら、なかなか野菜をしっかり摂れないという方も多いようです。そもそも野菜は「サブキャラ」扱い。どうしても、ご飯やパン、肉、魚の添え物として捉えられがちです。

でも、スーパーなどで簡単に購入できて、種類や味も豊富、しかも健康効果が高いとなれば、もっと主役扱いしても良いのではないでしょうか。たとえば、ベジタリアンやヴィーガンの人にとっては立派な主食です。

これだけ安価でどこでも手に入り、病気の予防になるのであれば、サプリメントに高いお金を払ったり、病気になってから薬に頼ったりするよりも、毎日野菜を食べて、その健康効果を享受するほうが、費用対効果はよほど高いと考えられます。野菜についてもっと正しい知識を得て興味を持てば、その大切さに気づき、意識が変わるでしょう。

健康効果が高いとされる野菜はどれか。

ガンを抑制するといわれている野菜は？

野菜だったら何でもありなのか、マイナスの指摘はないのか。

野菜はどれくらい食べるべきか。

どんな食べ方をすれば、効果的に栄養が摂取できるのか。

これらの興味深いトピックスについて説明していきます。

野菜の中でも、何を食べれば良い？

これが最適解！

「アブラナ科野菜」と「緑黄色野菜」を摂るべし！
野菜ジュースよりも野菜そのものを食べよう

かなり多くの本で絶賛されているのが「アブラナ科」の野菜です。

具体的にはブロッコリー、大根、キャベツ、小松菜、白菜、チンゲン菜、水菜、カブ、ルッコラ、わさびなど。死亡リスクやガンなど各種疾患のリスクが低下したという日本の研究機関のエビデンスを引き合いに、オススメしている本が多数あります。

これらは、普通にスーパーで売っている基本的な野菜がほとんどですから、死亡やガンのリスクが減る可能性があるなら、積極的に摂り入れたいですよね。

アブラナ科の野菜と同じように、「緑黄色野菜」も、ガンのリスクが低下したというエビデンスがあります。厚生労働省のＷｅｂサイトにあるガンのコーナーの「食生活の改善」のトピックスにも「新鮮な野菜、緑黄色野菜を毎日摂取することが望ましい」という記述がありました。

緑黄色野菜とはアスパラガス、インゲン豆、オクラ、クレソン、ケール、小松菜、サラダ菜、トマト、ニンジン、パプリカ、ほうれん草などです（アブラナ科も含む）。

ただし、気をつけないといけないのが、緑黄色野菜に含まれるβ-カロテンです。1990年代、β-カロテンを含む清涼飲料水が流行しました。しかしその後、β-カロテンを含んだ飲料やサプリメントは発ガンリスクや死亡率を上昇させることが、多くの研究で明らかになりました。

緑黄色野菜は病気のリスクを下げますが、β-カロテンの成分だけを摂取すると病気のリスクが上がるというのです。「成分」だけではダメで、「食品」から栄養素を摂ることが重要であるという事実を裏付けた例として、多くの本で記述がありました。

また「野菜は健康に良い」というエビデンスはあっても、野菜ジュースのエビデンスはありません。ジュースは手軽に野菜を摂取できるイメージがありますが、一般的に糖質が高く、食物繊維もカットされているので、できれば野菜そのものを摂りましょう。

病気を防ぐ「最強野菜」はどれ？

これが最適解！

最強野菜は、ブロッコリーとアボカド！ほうれん草も栄養素を多く含む

健康に良いとされている野菜のうちでも、最強の野菜は何でしょうか？

多くの本で秀逸とされているのが、ブロッコリーです。たんぱく質、鉄分、マグネシウム、ビタミンC、ビタミンA、葉酸、カルシウム、食物繊維、ポリフェノール、ガンの抑制に効果があるとされるスルフォラファンなどを含んでおり、パーフェクトな野菜といってもいいでしょう。免疫力と抗酸化力のどちらも優れている野菜は少ないですが、このブロッコリーがそれにあたります。

そのほかには、小松菜、ほうれん草なども、免疫力と抗酸化力の両方が高い野菜です。

野菜と思いきや実は果物なのですが（野菜として食べることが多いので、こちらで紹介します）、総

図1　アメリカの国立がん研究所「デザイナーフーズ・ピラミッド」

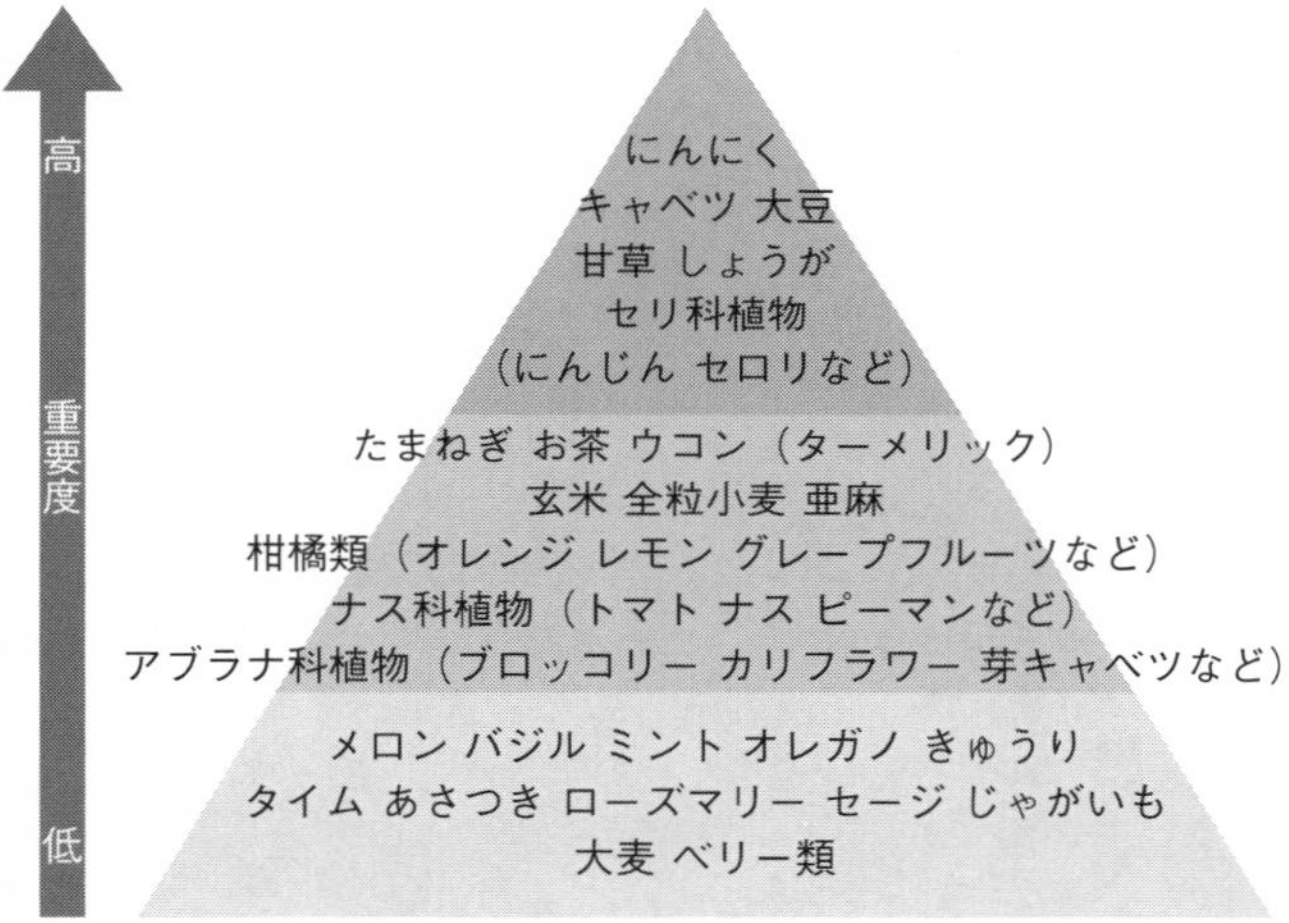

合評価が高いのがアボカドです。森のバターと称されるように脂肪分が高いのですが、この脂肪がリノール酸やリノレン酸といった不飽和脂肪酸を豊富に含み、コレステロールを減らしてくれます。食物繊維もごぼう1本並みにあり、ビタミン類やカリウムなども豊富。アボカドは、ギネスブックには、「もっとも栄養価の高い果実」として登録されています。もちろん、脂肪分を多く含みますので、食べ過ぎには注意してください。

ブロッコリーとアボカドは、栄養だけではなくボリューミーで腹持ちも良く、ベジタリアンがたんぱく質や脂質を摂るのにも適しているため、最強野菜といっても過言ではないでしょう。

さらに、アメリカの研究機関の調査で重要な栄養素を幅広く大量に含む野菜としてあげられているのが、クレソンやチンゲン菜、ほうれん草、リーフレタス、パセリなどです。これらも押さえておきましょう。

ガン予防に効果が高いとされる野菜ですが、中でも、アメリカの国立がん研究所（NCI）が選んだ「デザイナーフーズ・ピラミッド」というものがあります（図1）。ガン予防に効果の期待できる約40種類の食品をリスト化し、重要度の高いものからピラミッド形式でまとめています。にんにくを頂点にキャベツ、大豆、しょうが、セリ科植物（にんじん、セロリ）、甘草がトップに分類されています。先ほどご紹介したアブラナ科の野菜も、高い位置に分類されています。

そして、NCIはさまざまな調査結果から「1日5皿分以上の野菜と、200gの果物を食べよう」と結論づけています。

ちなみに、野菜や果物の多い食事によって、発ガンの可能性が低くなる、心臓病や脳卒中の予防になるという研究結果がありますが、もちろん100％予防できるということではありませんので、ご注意ください。

野菜は何でも体に良いのか？

これが最適解！

糖質の高い根菜はほかの食品とのバランスを考える
納豆は、否定意見のない万能食材！

これほど体に良いとされている野菜。でも、どんな野菜でも良いのでしょうか？

実は、野菜の中でもマイナス面を指摘されているのが、糖質を多く含む根菜類です。糖質制限派の本には必ずといっていいほど、この話が出てきます。根菜類とは、さつまいも、じゃがいも、長いも、かぼちゃ、ごぼう、れんこん、たまねぎ、とうもろこしなどです。

とはいえ、それぞれの野菜の栄養価を見てみると、それなりに効能がありますから、決して体に悪いということではありません。ご飯やパンなど、他の糖質を含む食品とのバランスを考えながら、摂り過ぎに注意すれば問題はないでしょう。

また、体の不調を起こすといわれているレクチン（グルテンもレクチンの一部です）というたんぱく質が多いという理由で、とうもろこし、キヌア、じゃがいも、唐辛子、トマト、かぼちゃ、ズッキーニ、きゅうりなどは、あまりオススメできないという主張もありました。

仏教の食事である精進料理では、禁止されている野菜があります。にんにく、にら、ねぎ、らっきょう、たまねぎなどで「五葷《ごくん》」といわれています。これらは匂いが強く、刺激があり、精がつくため煩悩が生じるという理由です。

ただし「薬効がある」とされる野菜ですし、一概に悪いとはいえません。ただ、これらの野菜を摂取し過ぎないことで、体への余計な刺激を減らし、精神を安定させるという考え方もあります。自分の体調や精神状態をよく観察しながら摂り入れましょう。

そして、意外なことに賛否両論あるのが大豆です。

大豆は健康に良いというイメージが強いですよね。古くから日本で親しまれてきた食材で、豆腐や油揚げ、味噌、醤油、納豆、豆乳、おから、きな粉など、さまざまな形で食卓に登場します。「畑の肉」といわれるほど栄養価が高く、抗酸化物質である大豆イソフラボンの健康効果も広く知られています。

具体的には、たんぱく質、脂質、糖質、ビタミンB_1、ビタミンE、葉酸、カリウム、ミネラル（マグネシウム、リン、鉄、亜鉛など）といった栄養素を含み、コレステロールはまったく含んでいない大豆。まさに優等生です。ベジタリアンの方のたんぱく質の供給源としても重宝されている食材です。

そんな大豆にも否定派たちの意見もありますから、耳を傾けてみましょう。

それによると、未発酵の豆には「アンチニュートリエント（反栄養素）」という有害物質が含まれており、たんぱく質の消化やミネラルの吸収に悪い影響を及ぼすとのこと。

また、豆類や小麦などの穀物に含まれるレクチンが人間の体に悪影響を及ぼすという主張もあります。ただし、圧力調理器を使えば、植物性食品の栄養を保ったままレクチンを壊すことができるため、特にベジタリアンの安心材料として推奨されています。

また、大豆はお米と同様、農耕文化以降に食されるようになった、人類にとっては比較的新しい食材です。玄米菜食を中心としたマクロビオティックや漢方医学では、体を冷やす「陰性食品」と、体を温める「陽性食品」に分類していますが、大豆は陰性であるため、食べ過ぎると体を冷やしてしまうという主張もあります。

さて、賛否両論ある大豆ですが、納豆だけは例外！　否定的な意見がほとんどありません。その理由は、発酵することによって有害物質が消滅するから。

期待できる健康効果としては、ガン、脳梗塞、心筋梗塞、糖尿病、認知症の予防、骨の強化、腸内環境を整える、アレルギー性鼻炎の改善、長寿効果など、多岐に渡ります。

唯一、納豆を食べる際に気をつけたいのは、付け合わせのタレやからしです。これらには添加物が含まれていることが多いので、ご自身で用意した質の高い醤油などを使うことをオススメします。

もちろん遺伝子組み換えではないものを選ぶことや、食べ過ぎには注意が必要です。

1日にどれくらい野菜を摂るべきか?

これが最適解!

目標は、1日に小皿5皿分の野菜! 野菜から食べると、血糖値の上昇を抑える効果あり

ではどのくらい、野菜を摂るべきでしょうか?

厚生労働省が定める、国民の健康の増進の総合的な推進を図るための基本的な方針「健康21」によると、1日350gの野菜が必要だそうです。

イメージとしては、小皿の野菜料理を1皿、大皿(小皿の2倍程度)の野菜料理を2皿分く

野菜350gの目安は？　　料理すると小皿5皿分！

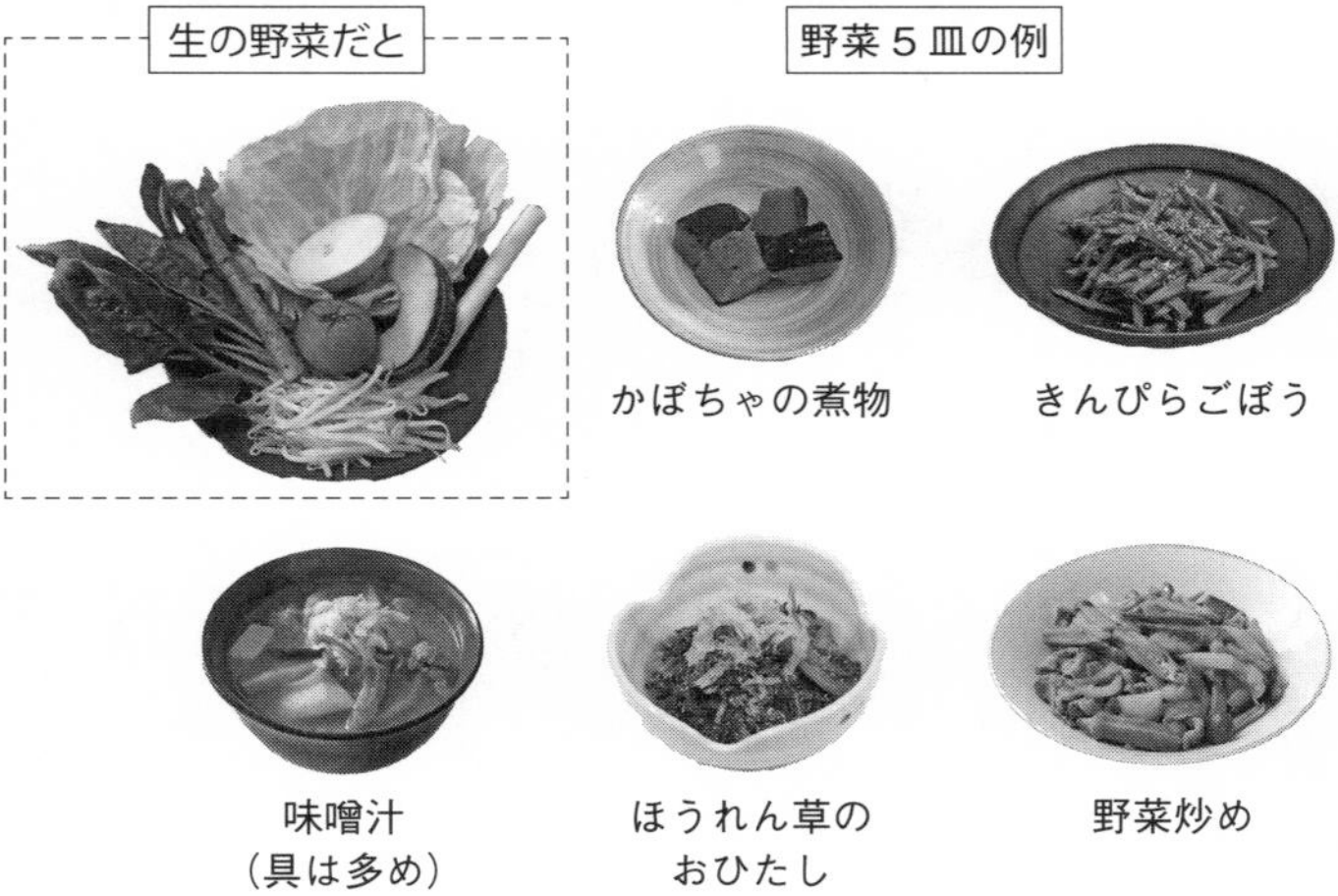
生の野菜だと
野菜5皿の例
かぼちゃの煮物
きんぴらごぼう
味噌汁
（具は多め）
ほうれん草の
おひたし
野菜炒め

らい。すべて小皿に換算すると、5皿ほどの計算です。先ほどNCIの調査でも、1日5皿分以上の野菜を推奨しているという話がありましたね。

ちなみに、平成30年の国民栄養素調査の平均値の結果では、男性が290・9g、女性が273・3gと、いずれも目標値には達していません。

また、野菜の摂取量が小皿1杯増えると、死亡率は5%減るといわれていますが、1日の摂取量が385~400gを超えても死亡率は変わらないそうです。たくさん食べたからといって健康効果が無限に高まるわけではない、ということも頭に入れておきましょう。

では、どんな食べ方をすると、効果的に栄養が摂取できるのでしょうか？

大まかにいえば、生食派と加熱派の2つに分かれます。

生で食べる派の主張は、「野菜の栄養分や生命エネルギーをそのまま摂れるから健康的」「ファイトケミカルやビタミン、ミネラルは加熱すると減少する」「人間の生命活動に不可欠な酵素（たんぱく質の一種）が摂れる」などなど。

一方の加熱派は、「体を冷やすと消化が遅くなる」「加熱したほうが栄養分を吸収しやすくなる」「加熱したほうが量を多く摂取できる」。さまざまな説があって、混乱してしまいますね。

実際には、野菜の種類によって生のほうが良い場合もあるし、加熱したほうが抗酸化力が上がることもありますから、一概にはいえません。たとえば、ねぎは生より焼いたほうが抗酸化力が上がり、茹でると少し落ちます。れんこんは、煮るより、きんぴらのように炒めると、抗酸化力が上がります。

ただ、これらをいちいち覚えていられないので、個人的には季節や気分に合わせて、偏らないよう、いろいろな食し方をするのが良いと考えています。

さらに以下のように、生で食べると良くないとされる野菜もあります。

・ほうれん草＝ビタミンの吸収を阻害するシュウ酸を含む

・にんにく、たまねぎ＝殺菌作用の強いアリシンを含む（少量なら良いが、多量の場合は不調となる可能性あり）
・じゃがいも、さつまいも、里芋＝消化に悪い
・きのこ＝生で食べると中毒の可能性あり

これらは加熱していただきましょう。

血糖値を抑制できる「ベジファースト」もオススメです。外食ではサラダから出されることが多いですし、よく「野菜から食べたほうが良い」といわれることもあり、何となく野菜から食べることは染みついているかと思います。これは、前述したように、野菜から食べることで血糖値とインスリン濃度の上昇を緩やかにする効果があるからです。糖質関連の本には必ずといっていいほど、この話が出てきます。

一方、「ベジファーストは意味がない、カーボラスト（炭水化物を最後に食べる）が重要」という意見や、野菜を先に食べると肉の脂質やたんぱく質、ビタミンの吸収を阻害するため、ベジファーストよりミートファーストのほうが良いという説もあります。

血糖値や胃腸への負担を考えると、私は野菜から食べるのが良いと考えています。

★今すぐ実践できる！ ２００冊から導き出した「野菜」の食べ方

◎アブラナ科野菜や緑黄色野菜を中心に、季節に合ったものを積極的に食べる
◎糖質の高い根菜類は、他の糖質とのバランスを考えて量を調整する
◎サラダは栄養素をまるごと摂取できるが、食べる量は減る。煮る、焼く、蒸すもいい
◎「ベジファースト」で、血糖値とインスリン濃度の上昇を緩やかに

ちなみに、著者の食べ方は……

私は、とにかく野菜をよく食べます。夕食はサラダだけなんて日も結構あります。翌朝には体が軽くなりますので、たまにやるのはオススメですよ！

サラダは、ドレッシングに注意しましょう。市販の製品はたいてい添加物が多く含まれています。

私は、まずオリーブオイルか亜麻仁油を少しかけ、それから無添加のドレッシングをいくつか小皿に用意して、しゃぶしゃぶのようにつけて食べます。野菜本来の味が際立ちますし、いろいろな味を楽しめます。ゆっくりと食べることになるため、満足度も高くなります。

オリーブオイルと塩や、バルサミコ酢だけでシンプルに食べるのも好きです。オイル過多にならないよう、オイルなしの機会も作ります。朝食にはブロッコリーやアスパラガスとアボカドをオリーブオイル、もしくは亜麻仁油と塩、またはかつお節と醤油で和えたものをよく食べます。栄養価が高いものの組み合わせで、体に良いとされるオメガ9やオメガ3などの油も摂れます。

外食時は、とにかくセットメニューを疑うようにしています。パン、ジュース、デザートなどいらないものが多く、サラダもミニサイズで、ほとんど野菜も摂れません。

それよりも、単品のおかず＋サラダを頼めば、野菜をたくさん摂れますし、グルテンや糖分も抑えられ、金額もさほど変わらずに収まります。「セットメニューはおトク」は、思い込みかもしれませんよ！

私がベジタリアンからフレキシタリアンになった理由

健康的な食事に興味を持った私がまず取り組んだのが、ベジタリアンでした。もともと、肉はそれほど好きではありませんでしたし、好きなアーティストやクリエイターにもベジタリアンが多かったので、カルチャーとしても興味があったのです。

また、『FOOD, INC.』や『COWSPIRACY』などの食肉をテーマとしたドキュメンタリー作品（Netflixにたくさんあります）で動物の悲惨な状況を知ったほか、国連食糧農業機関（FAO）の衝撃的な報告を知り、驚いたことがきっかけでした。
「家畜が落とす長い影」というタイトルが付けられたこの報告書によれば、「全世界の自動車、船舶、飛行機、電車などの交通手段から産出される温室効果ガスよりも、畜産牛のおならやゲップによる温室効果ガスのほうが多い」というのです。畜産から産出される亜酸化窒素やメタンガスによる大気汚染や土壌・水の汚染などで、酸性雨や砂漠化、河川や飲料水の汚染やサンゴ礁の破壊、水不足といったさまざまな環境破壊を生み出しているともいいます。

こうしたことから興味がわき、肉を控える生活を始めました。

私の場合、特に対策はなく、単純に食べないというだけ。ステーキハウス以外、どんな店でもたいてい肉なしのメニューは存在しますので、そこまで難しくはありません。

たとえば、焼肉店でも冷麺や海鮮の豆腐チゲ、サラダやスープなどの選択肢がありますし、レストランのコースメニューも魚や野菜に変更できます。飛行機に乗るときも、事前に申し込んでおけば、ヴィーガンやベジタリアンのミールがあります。

実際に肉を抜くと、まず3ヵ月程度で体重が2〜3kg落ちました。さらに吹き出物ができなくなったり、おならが臭わなくなったり、体臭が和らぐなどの効果がありました。

しばらくは魚をたまに食べる「ペスクタリアン」スタイルでしたが、途中からヴィーガンに移行しました。ヴィーガンは肉や魚、乳製品も一切食べないというスタイルです。日本ではまだ少ないのですが、欧米を中心に急激に増えており、アメリカでは2009年に1%程度だったのが、2017年には6%で2000万人近くにまで増加し、増加率は500%と、その注目ぶりが窺えます。

私も徐々にサラダだけの食事に違和感がなくなり、むしろ積極的にサラダだけの食事を摂るようになりました。欧米やオーストラリアにはヴィーガン専門のレストランやメニューも多く、出張時には必ず訪れるなど、楽しく取り組むことができました。

ところが、体重が落ちすぎ、たんぱく質が足りないのか甘いものを欲するようになるなど、若干の不調が見られました。またレストランの選別に制限が出たり、食を通しての人とのコミュニケーションにも多少の不自由があったり、少しストレスを感じるようになりました。

さらに子どもができて、食卓に肉が並ぶようになりました。子どもには価値観を押しつけたくない、将来自分で選択してほしいと考えました。

そのような複数の理由から、ヴィーガンは1年弱でやめ、基本は植物性の食品を中心に魚を週に3~4回、肉は週に2回程度の「フレキシタリアン」に切り替えることにしました。今のところ身体的にも精神的にも好調ですので、このスタイルを続けていこうと考えています。

第5章　「体に悪い」食材、徹底調査！

これまでは主食や肉、野菜などのメイン食材について考察してきましたが、本章からは、「体に悪い」とされている食材、「体に良い」とされている食材、「おおむね良いが、ネガティブな意見もそこそこある食材」についてまとめていこうと思います。

はじめに「体に悪い」とされている食材から紹介します。

良いものを覚えるのは大変ですが、悪いものを避けるのは比較的、簡単だからです。

1　加工肉……ハム、ソーセージ、ベーコンなど

まずはハム、ソーセージ、ベーコン、コンビーフなどの加工肉ですが、これらは「発ガン性がある」という理由で、ほぼすべての本で否定的。肯定的な意見はありませんでした。こちらは世界保健機関（WHO）の報告があることもあり、広く認知されています。

主な理由としては、加工に使われる化学物質や、高温で焼いた際に発生する発ガン性物質などに問題があるからです。たとえば、国際がん研究機関（IARC）は「毎日50gの加工肉を食べ続けると、大腸ガンになるリスクが18%増加する」と指摘しています。

ただし、「ほどほどであれば、リスクは低い」と主張する機関も存在しますし、「平均的な日本人の摂取量であれば、問題ないと思われる」（国立がん研究センター）という見解もありま

す。ちなみに、日本人の平均的な摂取量は1日13g程度で、ドイツ人の約4分の1。世界でも少ない国に入ります。

しかしながら、エビデンスをもとに、「加工肉を摂るのは完全にやめたほうがいい」という主張もあります。もしも加工肉のほかに選択肢があるのなら、そちらを優先しましょう。

朝食であれば、サラダや納豆、魚などの和食系に置き換えればいいのです。普段から何の疑いもなく食べている方がほとんどなので、意識するだけでも変わります。

もし食べるなら、外食時にたまにオーガニックや無添加など、素材にこだわっているものを少々食べる程度であれば、問題ないでしょう。さらに、高温で焼きすぎないようにするなどの対策を行って、リスクを最小限にとどめる工夫をしましょう。

2　牛乳

多くの学校給食で出されている牛乳ですが、実は90％以上の本で体に悪いとされています。その理由は……

・牛乳の87％を占める「カゼインたんぱく質」に発ガン性がある
・酸性食品のため、骨をもろくして、骨粗鬆症の原因になる

・飽和脂肪酸なので、血液をドロドロにしてしまう

などなど、散々な言われようです。カゼインたんぱく質には高い栄養価もありますが、最近ではさまざまな研究から、ガンを引き起こす可能性があることも指摘されています。

しかし、否定派がほとんどですが、一部には賛成派もいるという状況です。高齢者向けの本では、むしろ推奨されている場合があります。「牛乳は、動物性たんぱく質やカルシウム、ビタミンなどを効率的に摂れる栄養満点の飲み物である」という主張です。東京のある都市での調査によると、日常的に牛乳を飲んでいる高齢者のほうが、そうでない人より長生きだったという結果があります。

そもそも、牛乳を飲むとお腹がゆるくなってしまう人も多く、体質に合う、合わないという面もありますので、まずはその見極めが重要です。

ちなみに、私は牛乳単体で飲むことはないのですが、コーヒースタンドを経営していることもあり、牛乳の入ったカフェラテを毎日のように飲んでいました。ところが、アレルギー検査をしたところカゼインに反応が出たので、牛乳を豆乳に変更すると、免疫力が上がったのか、風邪を引きにくくなりました。

もちろん、牛乳だけが影響しているとは断言できませんが、牛乳や乳製品をあまり摂らな

い生活にしてからのほうが体の調子は良いようです。

もしもお子さんの学校給食で出ているなら、その分、家では控えるなど、飲み過ぎないように注意しましょう。飲む場合も、なるべく自然に近い製法のものや放牧牛のものを選ぶなど、質の良いものをお勧めします。よつ葉乳業や木次《きすき》乳業など比較的規模のある会社でも、放牧牛の牛乳を販売しています。

心持ちとしては、あくまで嗜好品として楽しむくらいが良いでしょう。

3　グルテン

小麦を中心とした麦類に含まれるたんぱく質のグルテンも、健康食関連本200冊のうち、80％程度の割合で、体に良くないという結果でした。

「グルテンフリー」というワードが日本でも少しずつ使われるようになり、グルテンフリーの食品の選択肢も増えてきています。海外ではもっと一般的です。

グルテンのやっかいな点は、気づいていないだけで、実はグルテン過敏症やグルテン不耐性の人たちがいて、知らず知らずのうちに体に不調をきたしているという点です。

ただし、そういった症状やアレルギーのない人にとっては、体に悪いというエビデンスはないようです。

【グルテンを含む食品】
パン、パスタ、ピザ、ラーメン、うどん、そば、ビール、味噌、醤油、ケーキ類、お菓子類、カレールゥ、天ぷらの衣、ハンバーグのつなぎ、餃子、焼売、お好み焼き、たこ焼きなど

前述のように、私はグルテンにアレルギー反応が少し出たので控えめにしていますが、グルテンはかなりの食品に潜んでおり、完全に抜くのはなかなかハードです。第1章で触れたように、アレルギーのある方や不調を感じている方は、全粒粉を選ぶ、パンやラーメン、パスタなどを控えめにするなどして、調整すると良いでしょう。それで体が軽やかになるようであれば、間食や調味料なども見直してみることです。

さらに気になる方は、一度、徹底的にグルテンを抜いて体の反応を見る、あるいはアレルギー検査をして判断してみるのも良いでしょう。

グルテンフリーが存在感を増している今、一度は意識しても良いかもしれません。

4 加工食品……冷凍食品、カップ麺、菓子パンほか

加工食品は、冷凍食品やカップ麺、菓子パン、スナック菓子、ドーナツ、ソーセージ、エナジーバー、アイスクリームなど、私たちの生活に溶け込んでいるものばかり。

これらの食品は、長期保存できるように多くの添加物が使われています。体に悪いとはわかっていながらも、安くて便利で刺激的な味わいのため、つい手を出してしまいがち。実際、「食物の生命力が失われた工業的食品」という見方をする人もいます。栄養価も低いため、からっぽで栄養のない「エンプティカロリー」なんて言われ方もします。

２０１８年2月には、フランスの研究チームがこんな発表をして、世界中でちょっとした話題になりました。加工食品の分類の中でも、特に高度に加工された「超加工食品（Ultra-Processed Foods）」を食べる割合が大きい人ほど、死亡リスクが高いというのです。

超加工食品というと、いかにもすごそうに思えますが、温めるだけで食べられるレトルトフードやカップ麵、菓子パン、スナック、ソーセージ、エナジーバー、アイスクリームなどで、日常にあるものがほとんどです。添加物のほかにも、塩分や糖質、脂肪などを複合的に組み合わせて作られている加工品のことです。

やっかいなのは、これらには中毒性があるということ。一つ食べたらもう一つ……と、どんどん深みにはまっていく経験は、皆さんも身に覚えがあるのではないでしょうか。

そもそも、塩分×糖質や脂肪、糖質×脂肪などの組み合わせには中毒性があり、それらが過剰に含まれている超加工食品に体が依存してしまうのは当然です。強い意志を持つ人でも生理的に反応してしまうため、なかなかコントロールが難しいところ。薄味に慣れていてほとんど超加工食品を食べない私でも、たまに食べると「うわっ、塩辛いな、甘いな」と思いながらも、次々と欲してしまうことがあります。

ちなみに、ポテトフライやポテトチップスは、糖質が高い上に高温で揚げているため、老化を促進させるＡＧＥｓが発生しています。

菓子パンは、グルテンと糖質と添加物のオンパレード。ドーナツは糖質とグルテンでできており、高温で揚げているという理由から、「良くないづくしの食品」として、多くの本で紹介されています。

好きな人も多いですから、困ったものですよね。なるべく控えたほうが良いですが、食べる場合はせめて添加物や白砂糖の使用の少ないものを選びましょう。

5　砂糖

お菓子やケーキはもちろん、ジュースや缶コーヒーなどにも多量に含まれており、私たちの日常に溢れている砂糖。知らず知らずのうちに摂取していることも多く、現代人は砂糖過多で、ちょっとした中毒になっているともいわれています。

実際、甘いものを食べると気分が上がりますし、超加工食品と同じように「もっと、もっと！」と食べ過ぎてしまう傾向がありますよね。

砂糖は素早く吸収されて脳に伝達されるため、「エンドルフィン」という快楽物質が分泌され、一瞬は幸せな気持ちになるものの、すぐにその効果は薄れてしまいます。すると、さらに甘いものが欲しくなり、供給されないと精神的に不安定になってキレやすくなります。

さらに、甘いものをどんどん食べると当然太りますし、糖尿病などの疾患につながることもあるなど、さまざまな不調の原因となります。砂糖にはドラッグと同じような依存作用があるといわれるのも、納得がいきます。

砂糖の中でも特に良くないとされているのが、精製された白い砂糖です。

砂糖の原材料はサトウキビやてんさい（別名サトウダイコンと呼ばれる植物）などですが、製造の過程で漂白したり、結晶化させるために石灰と混ぜたりするなどの手が加えられるため、原材料にあった食物繊維やビタミン、ミネラルなどは失われてしまいます。この、甘いだけで何の栄養素もない精製された砂糖が、血液の酸化や糖化を促したり、ビタミンやミネラル、カルシウムを奪ったりして、うつ病などの精神疾患やアレルギー、アトピー、ガン、集中力や記憶力の低下、肌荒れや老化、虫歯など、あらゆる不調を引き起こすのです。

そのため、「砂糖断ち」をすると体の調子が良くなるという話は、健康志向の人々の間ではよく知られています。「白砂糖は死神」などといわれることもしばしばです。

ちなみに、お菓子や清涼飲料水、缶コーヒーにはかなりの量の砂糖が使われているため、それらを控えるだけでも調子が良くなる可能性があります。

甘いものが好きな私は、精製された砂糖の代わりに、てんさい糖やきび砂糖、黒糖、メイプルシロップ、アガベシロップ、ココナッツシュガー、天然のはちみつ、ラカント(羅漢果という植物)、有機砂糖(オーガニックで高度な精製を行なっていない)、オリゴ糖などを使ったものをなるべく選ぶようにしています。

もちろん代替のものにも各種の意見があり、たとえばはちみつには賛否両論ありますし、てんさい糖やサトウキビも農薬が大量に使われているという話や、そもそもどの糖分も良くないという主張もあり、多角的に見る必要があります。

私が甘味でよく食べるのは、カカオ70%以上で有機サトウキビ糖などを使っているダークチョコレートや、ノースカラーズ社の純国産・北海道黒豆の甘納豆(てんさい糖を使用)、サトウキビ糖を使っているココナッツチップスなどです。

砂糖の摂取目安については、WHOによると、1日25g、角砂糖6個、ティースプーン6杯、スティックシュガー8本ほどのイメージです。

500mlのペットボトルの炭酸飲料に含まれる糖分は50〜70g、スポーツ飲料が30gですから、1本でアウトです。ショートケーキやアイスクリームは30g程度なので、これらも1個でアウト。缶コーヒーやカップケーキ、あんパンは15g程度で、半分くらいの量にあたります。こうして見ると、すぐに摂取目安を超えてしまいますね……。

また、エナジードリンクには炭酸飲料と同じくらいの糖分が入っている上に、カフェインや大量の添加物も含まれていますので、体への悪影響が世界的に問題になっています。特に子どもへの影響は深刻とされているので避けましょう。

私は昔、編集職だった頃は徹夜も多く、自分に対してだけでなく、周囲への差し入れにも必ずエナジードリンクを選んでいました。良かれと思ってたくさん配っていたことを思い出すと、複雑な心境です……。

6　人工甘味料

「カロリーゼロ」「糖質オフ」「ダイエットソーダ」など、いかにも健康に良さそうな食品やドリンクが出回っていますが、これらは砂糖の代わりに人工甘味料を使っています。よく見かけるのが、スクラロースやアスパルテーム、サッカリンNa、アセスルファムKなどです。

これらは、人間の体の血糖値を調整する能力を弱め、腸内フローラのバランスを壊し、ガンや各種疾患との関連性が高いとされています。砂糖のほうがまだマシだといわれるほど、危険性が指摘されています。

もちろん、砂糖より少量で何百倍もの甘さを出せるので、甘さを感知させるという意味では効果的ですが、砂糖と違って甘さの後に体に入ってくるはずの糖質やエネルギーが入ってこないために体が混乱してしまうそうです。人工的に作られたものなので、体が対応しきれないということでしょう。子どものお菓子をはじめ、多くの食品に含まれているのでご注意ください。

ちなみに、「ステビア（多年草）」と「ラカント（羅漢果）」は、人工甘味料っぽい名称ですが、どちらも天然の植物由来なので、比較的安全です。

「キシリトール」も、白樺の木やトウモロコシの芯からできた植物由来で、虫歯予防にも効果があるとされています。ただし、遺伝子組み換え作物が使われている可能性が高く、そもそもキシリトールを使ったガム自体が添加物を多く含んでいるため、注意しましょう。

7 プロテイン

ジムに通って体を鍛え、いかにも健康的な人がよく摂取しているプロテイン。筋肉を作るたんぱく質が効率的に摂取できるので、トレーニングには欠かせないと、毎日のように飲んでいる人も多いでしょう。ですので、多くの方が健康的なイメージを持たれているかもしれません。

しかしながら、このプロテインには否定的な意見が多いのです。

たんぱく質を過剰に摂取すると、腎臓の「ろ過機能」が酷使され、腎臓の機能が弱まるというのが、良くないとされる理由です。特に、人工的に作られたプロテインやアミノ酸は、その可能性が高いそうです。添加物や人工甘味料がたくさん入っている点も見逃せないポイントです。

プロテインを摂る人は定期的に摂取しているため、もし体に合わないとしたら、そのダメージも大きくなります。摂取している人は一度、成分や量などをチェックして、見直してみましょう。

筋トレをする人は、ささみ肉や干し芋、ブロッコリーなど、筋肉を作りやすい食べ物を積極的に摂りましょう。

8　添加物

近年、「添加物は危険」「発ガン性物質が含まれる」といった情報がネットや週刊誌でセンセーショナルに取り上げられ、ＳＮＳなどでも目にする機会が増えたのではないでしょうか。とはいえ、添加物は、コンビニやスーパー、レストランなどで提供される、ありとあらゆるものに潜んでおり、かわすのが難しい存在ですよね。

私は一度、コンビニの棚の商品を根こそぎ調べてみたことがありますが、添加物が入っていないものは、水、バナナ、ゆでたまご、クッキー2種類、一部の野菜ジュース、ハーゲンダッツのアイスクリームくらいしか見当たりませんでした。

駅の駅弁コーナーには皆無でした。むしろ添加物が多量に使われているものが多く、注意が必要です。また見落としがちですが、スーパーの手作りのお惣菜も、裏の原材料表示を見ると、結構いろいろ入っていてびっくりします。もちろん、子どものお菓子にもたくさん入っています。

もはや、添加物は私たちの生活に欠かせないものになってしまっているのです。

「国が定めた基準に沿ったものなのだから、そこまで神経質にならなくてもいいのでは？」という意見もあります。たしかに、発ガン性や毒性があるとはいえ、驚くほど大量に摂取しないと弊害は現れませんし、添加物によって食中毒などのリスクが減っていることや手軽にさまざまなものが食べられるようになっている側面もあり、添加物はＮＧと決めつけるわけにもいきません。

その一方で、動物実験をもとに安全性を確認しているため、人間に対してはどこまでの作用があるかはわかっていなかったり、かつては安全といわれていた添加物が実は危険だということがわかって禁止になった例もあります。

ほかの物質と複合的に摂り入れた際の作用は追いきれないといった話もありますし、長期的に蓄積された結果、各種の疾患にどのくらい影響するのかも、現状では明らかになっていないのです。

基本的には、添加物というのは人工的に作られたものですし、「消費期限を延ばす」「見た目を綺麗にする」「多くの人の好きそうな味わいを出す」などを目的に開発されたことを考えると、私はなるべくなら、摂らないほうが良いと考えています。

ただ、いきなりすべてのものを無添加にするのは難しいことです。

対策としてはまず、原材料表示を必ず見る癖をつけましょう。その中でも特に危険とされている添加物だけは覚えておき、それらを避けるようにします。それが習慣になってきたら、積極的に添加物の少ないものを選びましょう。ネットなどをフル活用しながら注意深く取り組んでいくと、かなり減らしていくことができます。

最終的にはコストパフォーマンスも考えながら、ほとんどのものを無添加に変えていければベターです。段階的にじっくり進めていきましょう。

ちなみに、原材料表示の見方ですが、通常は分量の多い食材から表示され、その後に添加物が続いています。

次ページの写真のように、コンビニで売っているお弁当（５５０円・税別）には、驚くほど

名称 弁当
原材料名 筍御飯（うるち米（国産）、筍、醤油、もち米（国産）、その他）、ごま入小松菜梅しらす御飯（国産米使用）、ソース付ハンバーグフライ、味付卵、マヨたれ付海老天、白滝玉葱牛肉煮、白身魚塩麹焼、枝豆人参入魚肉すり身蒸、金平牛蒡、切干大根油揚げ人参煮隠元和え、筍煮、小松菜炒め／加工澱粉、ｐＨ調整剤、調味料（アミノ酸等）、グリシン、糊料（加工澱粉、増粘多糖類）、着色料（カラメル、紅麹、クチナシ、アカキャベツ）、ソルビット、酢酸Ｎａ、酒精、膨張剤、酸味料、水酸化Ｃａ、凝固剤、卵殻Ｃａ、重曹、酸化ケイ素、Ｖ．Ｂ１、香料、香辛料、（一部に卵・乳成分・小麦・えび・大豆・牛肉・豚肉・鶏肉・ゼラチン・りんご・もも・さば・ごまを含む）

コンビニのお弁当の原材料表示の例

原材料名 有機白ご飯（Ｈ３０年度福井県産米）、おかず（鯖の文化干し焼き、有機人参の甘酢和え、厚焼きたまご、有機小松菜の白だし和え、梅干し）、（一部に卵・小麦・さば・大豆・やまいもを含む）

ビオセボンのお弁当の原材料表示の例

添加物が入っています。一方、オーガニックスーパーの「ビオセボン」で購入したお弁当（９５０円・税別）には、添加物は入っていないことがわかります。

ビオセボンの無添加のお弁当のほうが少し値は張りますが、体への影響を鑑みると、許容範囲内ではないでしょうか。何より、自分や家族の体への投資だと考えれば、ほかのコストを抑えて、食べ物へ回そうという発想にもなっていきます。

コンビニに行かなくなると、無駄な買い物や間食も減り、節約にもなるという副次的なメリットもあります。あまり深く考えずにコンビニなどで買い物をしている状態から、「何にお金を使うべきか」という思考へつながっていくのは、クリエイティビティが上がるため、実は大きな収穫です。それこそ真の豊かさやライフスタイル、人生設計などにも良い影響を及ぼしていくでしょう。

【覚えておきたい　危険度の高い添加物】

・スクラロース……甘味料。ジュースやお菓子ほか多数に添加。毒性があり、免疫力を低下させる。
・アセスルファムＫ……甘味料。ジュースやお菓子ほか多数に添加。ラットへの大量摂取で死亡例あり。特に授乳中は避けたほうが良い。
・アスパルテーム……甘味料。ジュースやお菓子ほか多数に添加。神経系などに悪影響あり。
・サッカリンＮａ……甘味料。ジュースやお菓子ほか多数に添加。発ガン性の指摘あり。
・調味料（アミノ酸等）……あらゆる食品に添加。動悸、めまい、だるさ、神経系への影響、発ガン性も指摘されている。
・亜硝酸Ｎａ……発色剤。コンビニのおにぎりなどに添加。ほかの物質と結びつき、発ガン性物質に変化。
・ソルビン酸Ｋ……保存料。菓子パンなどに添加。細胞の遺伝子を突然変異させる。
・次亜塩素酸Ｎａ……殺菌料、漂白料。カット野菜や弁当などに添加されている。腹痛、吐き気、嘔吐、下痢を引き起こす可能性がある。
・安息香酸Na……保存料。ジュースなどに添加。ビタミンCなどの酸と一緒に摂取すると猛毒物質を生成。
・赤、青、黄色〇号などの着色料……子どものお菓子や各種食材に添加。発ガン性や各種疾患への影響が指摘されている。
・カラメル色素……コーラなど、あらゆる食品に添加されている。発ガン性や各種疾患への影響が懸念される。
・乳化剤（大豆や卵由来［レシチン］はのぞく）……パンやお菓子のほか、あらゆる食品に添加。腸内環境の悪化、アレルギーやガンを引き起こすとされている。
・膨張剤、ふくらし粉、ベイキングパウダー……天ぷら、子ども向けクッキーのほか、あらゆる食品に添加されている。神経系や腎臓などへの悪影響あり。
・リン酸塩……ハム、ソーセージ、練りもののほか、あらゆる食品に添加。心臓疾患や骨粗しょう症の発症リスクあり。

ほかにもいろいろありますが、覚えきれないため、よく見かけるものだけをピックアップしています。

【手軽に買える無添加食品】

ご参考までに、個人的に購入するものの中から、スーパーやコンビニ（ナチュラルローソンなど）でも日常的に買えるものをピックアップしてみました。

・北海道のノースカラーズ社のお菓子全般（てんさい糖を使った甘納豆がお勧めです）
・アンデイコの「こだわり極プリン」（１００円と価格もお手軽）
・Ｐａｓｃｏ（敷島製パン）の食パン「超熟」（敷島製パンは添加物が比較的少なく、無添加の製品もあります）
・グリコの「シャルウィ？　発酵バターが薫るショートブレッド」（大手で無添加という、驚きの商品です）
・森永のビスケット「マクロビ派」（コンビニでも手に入りやすく、美味しい）
・成城石井の自家製サブレ（全粒粉を使用していて、味も美味）
・ウォーカー（Walkers）の「ショートブレッド」シリーズ（ヨーロッパのお菓子には無添加のものが多く見られます）
・SARAYA のロカボスタイル　低糖質スイートナッツ（ナッツを自然派甘味料のラカントでコーティングしています）

・イオンの「グリーンアイ」のお菓子（イオンは無添加に積極的に取り組んでいます）
・甘栗（駅のキオスクにも有機栽培のものが売っていて便利）
・芋けんぴ（添加物が入っていないものが多い）
・久保田食品のアイスクリーム（無添加のアイスのラインナップが充実。アイスで無添加は珍しい）
・ハーゲンダッツのアイスクリーム（少し甘めですが、無添加をラインナップしています）
・カゴメの「野菜一日これ一本」（私は飲みませんが、無添加です）

ただし、これらは無添加ではありますが、糖質やグルテン、精製された砂糖などの問題もありますので、あらゆる角度から考察してみる必要があります。

またネットの購入先として、「大地を守る会」や「ホワイトフード」のものは安心できます。この2つのショップは規模が大きく、選択肢が多数ありますし、あれこれ探す手間も省けて効率的です。また、2社とも放射能測定にも力を入れています。

9　揚げ物

最後は揚げ物です。からあげ、とんかつ、天ぷらなどの揚げ物は美味しいのですが、今後は少し控えめにしましょう。高温で調理するため、ビタミンや必須アミノ酸などが劣化し、たんぱく質と糖を加熱することで老化を促進するＡＧＥｓが発生します。さらに、発ガン性物質が発生したり、悪玉コレステロールが増加したり、腸内環境が悪化するなど、なかなかの悪役ぶりを発揮します。

そもそも外食の場合、揚げる油の質が悪かったり、酸化していたりするリスクも高いので、そうなると目も当てられません。

対策は、自炊の際は茹でる、蒸す、炒める、焼くなど、ほかの調理法を優先する、低温でじっくりと揚げる、新鮮なオリーブオイルを使用する……などが考えられます。単純に控えめにして、たまに食べるくらいが良いでしょう。

★今すぐ実践できる！　２００冊から導き出した「体に悪い食材」の食べ方

◎ハムやベーコンなどの加工肉は控えめにし、朝食は卵や納豆、魚などの和食に変える
◎牛乳は控える。飲むなら放牧牛のものなど自然に近い製法のものを選ぶ
◎グルテンにアレルギー反応する人はグルテンフリーや全粒粉に変える
◎加工食品はなるべく控える
◎プロテインより、ささみや干し芋、ブロッコリーでたんぱく質を摂ろう
◎添加物の表示を見る癖をつけ、特に危険な添加物を避ける

ちなみに、著者の食べ方は……

加工肉はほぼ食べませんが、食べるとしても、無添加で安心・安全を謳ったサイトウハムや中津ミートのものを選びます。

牛乳は飲まず、加工食品や人工甘味料、プロテインは摂りません。揚げ物もごくたまに食べる程度。グルテンは控えていますが、たまにパンやパスタ、ピザも食べます。

砂糖は、精製された白砂糖を使っていないものを選ぶようにしています。ココナッツシュガーやアガベシロップ、メイプルシロップ、はちみつ、てんさい糖などです。

添加物については、安部司さんの『食品の裏側』（東洋経済新報社）などの書籍を読みながら、理解を深めていきました。今では食品表示を必ず見るようになりましたが、習慣化するまでにはかなり時間がかかりました。段階的に取り組んでいくと、少しずつコツがつかめてきますし、企業の姿勢やスタイルなども垣間見られるようになり、楽しくなってきます。

たとえば、Ｐａｓｃｏ（敷島製パン）は添加物が比較的少なく、無添加のものまで発売しているとか、イオンは無添加のチョイスがほかのスーパーより多いとか、そういえばビオセボンもイオンが経営しているとか、地方の小さな企業が差別化を図るために無添加に取り組むことが多い……などといった具合です。

現在は、かなりの添加物を避けられるようになりました。

もっとも、本書を参考に食事改善をしていくと、コンビニの利用や外食が減り、質の良いものを購入していくことになるので、自然と添加物を避けられるようになります。

また、最近は無添加に意識を向ける健康志向のお店も増えているように思います。以前は東京駅でお弁当やサンドイッチなどを買おうとしても無添加のものが皆無だったので、おにぎりなどを持参していました。ところが「大地を守るDeli」や「えさきのおべんとう」などができ、無添加のものを買えるようになりました。新幹線で駅弁を食べるのはテンションが上がるので、ありがたい限りです。

添加物を避けると、必然的にコンビニで頻繁に買い物をすることがなくなり、結果的に余計な買い物をしないため、節約にもつながります。

第6章　「体に良い」食材、徹底調査！

本章では、野菜と魚のほかで「体に良い」とされている食材をピックアップしました。ほとんどの食材に賛否両論があるため、100%良いものをあげるのは難しいのですが、90%以上の本がオススメしている、ほぼ「間違いない」ものを紹介します。

もちろん、ほんの少しネガティブな意見もありますので、それも添えておきます。

1 納豆

75ページでも触れたように、納豆は「最強」「奇跡の食品」「万病に効く」などと絶賛され、否定的な意見はほぼありません。腸内環境を整え、血糖値の上昇を抑え、ガンや脳梗塞、心筋梗塞、糖尿病を予防し、骨を強くしてくれる、アレルギーを改善するなど、健康効果をあげると切りがありません。積極的に摂り入れたい食材です。

マイナス面として指摘されるのは、大豆は陰性食品のため、体を冷やしてしまうという点。たしかに大豆は陰性ですが、納豆は発酵していることで限りなく中庸に近くなっているため、そこまで心配する必要はありません。

ただ、質の悪い納豆は発酵過程が短かったり、人工的な納豆菌を使っているために陰性に寄っていたり、遺伝子組み換えの豆を使っていることがあるため、注意が必要です。さらに付属のタレとからしに添加物が使われていることがありますので、質の良い醤油などを少し垂らして食べると良いでしょう。

私は2～3日に1パック、朝食時に食べています。食べ方は醤油とかつお節で陽性を加え、たまに亜麻仁油を少し入れて、オメガ3脂肪酸も摂れるようにしています。

ランチに納豆を食べる際は、最強の食材を組み合わせたオリジナルの納豆丼を作ります。納豆とアボカド、ブロッコリーかアスパラガス、がごめ昆布、海苔、かつお節を有機の醤油とマヨネーズで和え、酢飯の上にのせてごまをふりかけます。もちろん丼ものなので、副菜も添えます。栄養満点かつ美味しいので、ぜひ試してみてください。

納豆は、なんといっても安いのも魅力的ですね。お金のない一人暮らし時代に、かなりお世話になった経験があります。今後も積極的に食べたい、頼もしい存在です。

2　ナッツ類

たんぱく質、脂質、炭水化物など必要栄養素をすべて含んでおり、私が読んだ健康食関連本の中で90％以上の割合で体に良いとされているのがナッツ類です。

種類はアーモンド、くるみ、カシューナッツ、ピスタチオ、マカデミアナッツ、ヘーゼルナッツなど。ビタミン、ミネラル、たんぱく質などをバランス良く含み、ガン予防、悪玉の

LDLコレステロールの減少、心血管疾患のリスクを下げる、ダイエット、美肌など、さまざまな効果が期待できます。

各種研究機関によるエビデンスもあり、日常的に食べない人より、食べる人のほうが、死亡率が低かったという話もあります。また、縄文時代から食べられていたということで、人間の体にも適しているともいわれています。

ナッツのチョイスですが、無塩で素焼きしたものを選びましょう。かなりの量の塩を添加しているものも多いですし、生のナッツは毒性があるものも存在します。

また、脂質が多いため食べ過ぎると肥満や肌荒れの原因になりますので、ご注意ください。実際、ナッツは食べ過ぎてしまう傾向が強いそうです。あくまでポテトチップスなどのスナック菓子の代わりに食べる程度が良いでしょう。

1日の量の目安は、アーモンドで25粒程度、くるみで12〜14片、カシューナッツで10粒程度、ミックスナッツの場合は手のひらに軽く1杯の25g程度が目安です。

ちなみに、ピーナッツはナッツぽいですが、ナッツ類ではなく豆です。ピーナッツは、たんぱく質やオレイン酸やリノール酸などの不飽和脂肪酸、ビタミンなど健康効果の高い成分を含んでいますが、消化に悪く、食べ過ぎてしまうことが多いので、注意しましょう。

私は昔からナッツを食べ過ぎると気持ち悪くなることがあり、調べてみると、アーモンド

海藻は、ビタミン、ミネラル、カルシウム、たんぱく質などの栄養素をバランス良く、かつ豊富に含んでいて、主役に押し上げてもいいほどの健康食品といわれています。

また、腸内細菌に良いとされる水溶性食物繊維を豊富に含んでいるため、腸内を整え、便秘予防や肌を美しく保つ効果もあります。この水溶性食物繊維は、コレステロールや血圧を低下させ、抗ガン作用があることでも知られています。水溶性食物繊維は、水分によって量が増えるため満腹感が得られやすく、かつ低カロリーで血糖値を抑える効果までありますから、ダイエットにも効果的です。

こうしたことに加えて、海苔やひじきなどのように乾燥させたものでも栄養価は変わらないというのも嬉しいところです。毎日の生活にも取り入れやすいですよね。

海藻の種類によって健康効果にも多少の差があります。

たとえば、ひじきの食物繊維は、ごぼうの約9倍、昆布はカルシウムが牛乳の約6倍など、突出した数値もあります。そのほかの海藻も、全般的に健康効果が高く、パフォーマンスが上がると考えて良いでしょう。

マイナス面としては、甲状腺ホルモンを作る助けをしてくれるヨウ素を含んでいるため、食べ過ぎると、甲状腺機能を低下させる可能性があるということ。

特に閉経後の女性については、海藻摂取によるヨウ素の摂り過ぎが、甲状腺ガン（特に乳頭ガン）のリスクを上げる可能性があるという研究結果もありますので、注意が必要です。また、胎児や乳幼児も、ヨウ素に対する感受性が高いとされているため、量や頻度は考えたほうが良いでしょう。

ただし、海藻はほかの食材に比べて全体的に記述が少なく、専門的に扱う本も少ないので、議論が活発に行われているわけではないことを、念のためお伝えしておきます。

私は、わかめやとろろ昆布を毎日の味噌汁に入れているほか、ひじきの煮物が好きでよく食べています。

5　味噌汁

「味噌汁は不老長寿の薬」「医者に金を払うよりも、味噌屋に払え」などということわざがあるように、昔から健康効果が高いとされてきているのが味噌です。中でも味噌汁は、日本人にとって欠かせないソウルフードとして家庭に根付いています。たんぱく質、ビタミン、ミネラル、脂質、食物繊維、リノール酸、イソフラボンなど、これでもかというくらい豊富な栄養素をバランス良く含んでいます。

また、ガンの抑制や脳卒中、心臓疾患、骨粗しょう症、糖尿病、コレステロールの抑制、美肌や老化予防、整腸効果などまで、数えきれないほどの効果が、各種研究機関のエビデンスをもとに証明されています。

味噌汁を飲む頻度が高くなるほど、胃ガンの死亡率が低くなる（国立がんセンター研究所の平山雄博士による研究）、味噌汁を毎日3杯以上飲む女性は、ほとんど飲まない人よりも乳ガンになる確率が4割少ない（厚生労働省の研究班による「多目的コホートによるがん・循環器疾患の疫学研究」）、血圧の上昇を抑制し、脳卒中の予防効果がある（広島大学の渡邊敦光名誉教授らの研究）などがあげられます。

まさに日本が誇るスーパーフード。ぜひ積極的に取り入れたい食品です。

否定的な意見としては、「塩分が高く、血圧を上げる可能性がある」というものがありますが、味噌でむしろ血圧が下がったという研究結果もあり、そこまで気にする必要はないという見解が多く見られます。なんでも、味噌の中には血圧を下げる成分やナトリウムを腎臓から排出する成分が含まれているために、塩分が高くても相殺されるとか。

味噌汁1杯の塩分量は約1・2gで、世界保健機関が定める1日の食塩摂取目標は5gなので、食べ合わせの塩分量が多いか少ないかを気にする程度で問題はなさそうです。

味噌には種類が多く、地域により好みも分かれるので選び方が難しいですが、以下の4点は最低限、確認したほうが良いでしょう。

1　遺伝子組み換えの豆ではないこと（ほとんどが輸入大豆なので注意が必要）
2　添加物（酒精やアミノ酸など）や出汁が入っていないこと
3　加熱処理されていないもの
4　天然醸造であること（味噌には、天然醸造と発酵を人工的にコントロールして造る速醸がある）

味噌汁を作るときには温度に気をつける必要があります。味噌の酵素は48度を超えると死滅してしまうため、鍋の火を落として数分置いてから味噌を溶くようにしましょう。

味噌で興味深いのは、放射能の防御作用です。

長崎の原爆で被爆された秋月辰一郎医師が、わかめの味噌汁の摂取を食事療法として取り入れ、自身や看護師、患者の原爆症を防いだという話があります。チェルノブイリの原発事故の際にこの話が注目され、ロシアやEUの人々も食事に味噌を取り入れたとか。広島大学の研究によれば、味噌が放射線を防御することが確認されたそうです。

日本でも福島の原発事故がありましたから、味噌は定期的に摂取し続けて損はないでしょう。何より美味しいですから。

6　きのこ

低カロリーでビタミンと食物繊維を豊富に含んでいるきのこ。特に、ブドウ糖をエネルギーに変換してくれるビタミンB_1と、骨を丈夫にし、ほかの食品では摂りにくいビタミンDを多く含んでいることが特徴的です。

また長野県の病院と研究機関の共同研究によると、エノキタケやブナシメジをほとんど食べない人に比べて、週3回以上食べる人は胃ガンや大腸ガンのリスクが減少する、というエビデンスも示されており、ガンの抑制や免疫力のアップも期待できるといいます。

日本では縄文時代から食されてきた古い歴史があり、平安時代の『今昔物語集』にも記されていることでも知られています。

どのきのこが体に良いかは、それぞれのきのこで栄養価が違い、加熱の仕方によっても変わってくるために判断が難しいのですが、一般的には次のようにいわれています。

低カロリー　↓　マッシュルーム
食物繊維が豊富　↓　松茸
ビタミンが豊富　↓　舞茸
カリウムが豊富　↓　エリンギ

反対に、きのこに対する否定的な意見としては、食べ過ぎると、食物繊維過多となって消化不良を起こしたり、中毒を起こしたりすることがあるというもの。

さらに、きのこは放射性セシウムを吸収しやすい性質のため、産地には注意が必要です。

7　良質な油

「えっ、油が体に良いの？」と思われる方も多いのではないでしょうか。

実は、油（特に脂質）が体に良くないというのは誤った認識で、正しく脂質を摂取することで、さまざまな健康効能が期待できるということが多くの本で紹介されています。油だけにフォーカスした本も結構出ています。

良質な油は、脳の機能を高めてくれるため、認知症の防止につながり、ガンや糖尿病の予防、細胞の保護、ビタミンの吸収の促進、体の炎症を抑える、肌荒れやアレルギーを改善するなど、さまざまな効果があるといいます。

また油が体内に入ると脂肪を作りにくくする作用が働くということで、ダイエットにも効果的といわれています。一般的に「油＝太る」というイメージが強いですから驚きですよね。

人間のエネルギー源には、糖質を中心に燃焼させる「シュガーバーニング」と、脂質を中心に燃焼させる「ファットバーニング」の２種類があるといわれています。シュガーバーニングからファットバーニングの食生活に変えることで、記憶力がアップする、集中力が増す、疲れにくくなる、各種疾患の予防にもつながるとのことです。

図2　主な油の種類

飽和脂肪酸（常温では固体）	短鎖脂肪酸		酢、バターなど
	中鎖脂肪酸		ココナッツオイル、牛乳、パームオイルなど
	長鎖脂肪酸		肉や魚の脂、ココナッツオイル、パームオイルなど
不飽和脂肪酸（常温では液体）	一価不飽和脂肪酸	オメガ9	オリーブオイル、菜種油など
	多価不飽和脂肪酸	オメガ6	サラダ油、コーン油、大豆油、サフラワー油、ごま油など
		オメガ3	亜麻仁油、えごま油、まぐろ・サーモン・青魚類（さば、あじ、いわしなど）の脂（EPA、DHA）
	トランス脂肪酸		マーガリン、ショートニングなど

※ココナッツオイルの成分は約6割が中鎖脂肪酸、約3割が長鎖脂肪酸
白澤卓二著『あなたを生かす油ダメにする油』（KADOKAWA）より

油の種類は、大きく分けて3つあり、バランス良く摂ると、体に良いそうです。

一般的によく使われるサラダ油、コーン油などのオメガ6、オリーブオイルや菜種油などのオメガ9、亜麻仁油、えごま油、魚の油などのオメガ3系に分けられます。しかし一般的に使われているのはほとんどがオメガ6の油なので、どうしてもオメガ6に偏りがちです。オメガ9とオメガ3の油は意識して摂る必要があるのです。

オメガ6自体は体に必要なものですが、摂り過ぎると、体のところどころに炎症を起こしてしまうため、注意が必要です。

オメガ9のオリーブオイルや菜種油などは加熱しても効果はそのままですが、オメガ3の亜麻仁油、えごま油などは、生でな

ければ効果が薄れるので、使い分ける必要があります。私は、料理には菜種油、オリーブオイルと亜麻仁油はサラダにかけたり、納豆に入れたりして食べています。

オリーブオイルは、生でも加熱でもOKで（生のほうがより良い）、かつ日本でも手に入りやすく、オーガニックのものでも値段が安いため、パフォーマンスは高いといえます。

ただし高品質のエクストラバージンオリーブオイル以外は、成分が劣化しているものや脱臭オイルや着色料を使っているもの、精製過程で栄養素が取り除かれているものもありますので、選別は注意深く行う必要があります。

また酸化に強いとされているオリーブオイルですが、あまり量の多いものを購入せず、すぐに使い切れるサイズのものをこまめに購入して、鮮度を保つほうが良いでしょう。ちなみに、オリーブオイルは血糖値の上昇を抑えてくれるので、糖質の高いものを食べるときに一緒に摂ると良いそう。イタリアンレストランでは、パンとオリーブオイルが必ずセットで出されますが、きちんと理にかなっているんですね。

近年注目されているココナッツオイルは飽和脂肪酸といってオメガ3や9とは少し違う種類ですが、同じような健康効果が期待できるとのことです。

油の1日の目安摂取量は、男性で60g前後（大さじ4杯）、女性で50g前後（大さじ3・5杯）で、オメガ3、オメガ6、オメガ9とココナッツオイルやギー（南アジア地方で使われるバターオイル）など偏りなく摂ることが推奨されています。

余談ですが、オリーブオイルをふんだんに使用していて、野菜や魚を中心とする地中海料理（ギリシャ、イタリア、スペインなどの伝統食）は、多くの研究から体に良いということがわかっており、エビデンスもあるということでオススメしている本が多くあります。

一方、油を否定する意見もありますので、紹介しておきます。

「どんな油でも人工的に抽出・精製されたものである限り、ほとんどの栄養素を失った加工食品である」という主張です。また、「日本人は欧米人より内臓脂肪がつきやすく、動脈硬化などが進みやすいため、摂取には向いていない」という意見もありました。

さらに、「野菜からも、体に必要なオメガ6、オメガ3などを十分に摂取することができるので、わざわざ油で摂らなくても脂肪不足になることはない」「一般的な生活で十分に脂肪を摂っているため、あえて油を摂る必要はない」という話もあります。説得力のある意見も多いので、全体的な摂取量に注意を払いながら摂り入れましょう。

★今すぐ実践できる！　200冊から導き出した「体に良い食材」の食べ方

◎海藻やきのこを積極的に摂り入れる

◎お菓子の代わりに、ナッツやカカオ70％以上のチョコレートを選ぶ

◎油は、質の良いオメガ3の亜麻仁油や、オメガ9のオリーブオイルをサラダにかけると、簡単に摂取できる

ちなみに、著者の食べ方は……

普段の夕食は野菜中心の和食なので、体に良いとされているものを積極的に摂っているといえます。分づき米やもち麦や雑穀などを入れたご飯1杯に、わかめと豆腐の味噌汁、おかずは野菜と豆腐を使った炒め物などと、おひたしやサラダで、一汁二菜が基本です。

これに魚が週に3〜4回、肉が2〜3回くらいの割合で入ります。

たまに、食事をサラダだけにしてデトックスを行います。サラダを食べる際には、亜麻仁油かオリーブオイルをかけることもあります。

納豆は、2〜3日に1度は摂ります。

ナッツは間食に食べており、チョコは週に2〜3回程度です。

きのこはあまり摂れていませんので、今後どう摂り入れるか思案中です。

第7章 「おおむね良いが、ネガティブな意見もそこそこある」食材、徹底調査！

この章では、体に良いという意見が多いものの、否定的な主張もあるので、それも押さえた上で判断しなければならないという複雑な立ち位置のものを紹介します。

やはり完全に体に良いと言い切れるものは限られますし、各自の体や環境も違うので、このような分類が妥当だという見解です。

1 果物

果物は、体に良いという意見が優勢ではあるものの、糖質が多く、太りやすいなどのネガティブな意見も複数見受けられるため、体に良いと分類しきれないのが実情です。

まず肯定派の主張は、「人間はもともと果食動物だったため、果物を食べることに最適化されており、生命の必要条件を完璧に供給してくれるもっとも優れた食べ物」というもの。ビタミン、ミネラル、食物繊維、ファイトケミカルなど、栄養豊富で健康や美容に役立ち、生活習慣病や各種疾患も予防してくれる頼もしい存在だといいます。

果物肯定派のバイブル『フィット・フォー・ライフ』(グスコー出版)では、果物を重要な存在と位置付け、午前中は果物かフルーツジュースだけを食べるのがもっとも健康的だとしています。それもほかの食べ物と一緒に摂ったり食後に食べたりするのではなく、空腹時に果物だけを摂ることが重要なのだとか。先に胃の中に入っている食べ物が原因で、果物が胃の中に停滞し、ほかの食べ物の消化を妨げる恐れがあるそうです。

一方、果物に対する否定的な意見としては「果物に含まれるのはブドウ糖ではなく果糖なのでエネルギー源にはならず、中性脂肪に変わって貯蔵されてしまい、太りやすくなる」「たんぱく質や脂肪と違って、食欲を抑えてくれないため食べ過ぎてしまう」「腸内の悪玉菌を養ってしまう」「陰性の食品なので血液を薄めて冷えを招く」などがあげられています。

さてここからは、果物に対していかに賛否両論があり、混乱をきたしているかという例を紹介していきます。

まず、先に紹介したほかの食べ物と一緒や食後に食べないほうが良いという意見に対しては「果物は空腹時より食後のほうが果糖の消化吸収が穏やかになる」という理由から、食後に食べたほうがいいという主張もあります。

ほかにも、「果物は糖質が多いので控えたほうが良い」という意見がある一方で、「果物を多く食べる人の2型糖尿病リスクの上昇は見られなかった」とする日本の国立研究機関の報告や、むしろ「糖尿病の発症リスクが下がった」というハーバード大学の研究報告もあり、「どっちだよ！」と激しくツッコミたくなる話ばかりです。

バナナに関しても、糖質が多く体を冷やすので控えたほうが良いという説がある一方、良

図3　栄養素充足率スコア

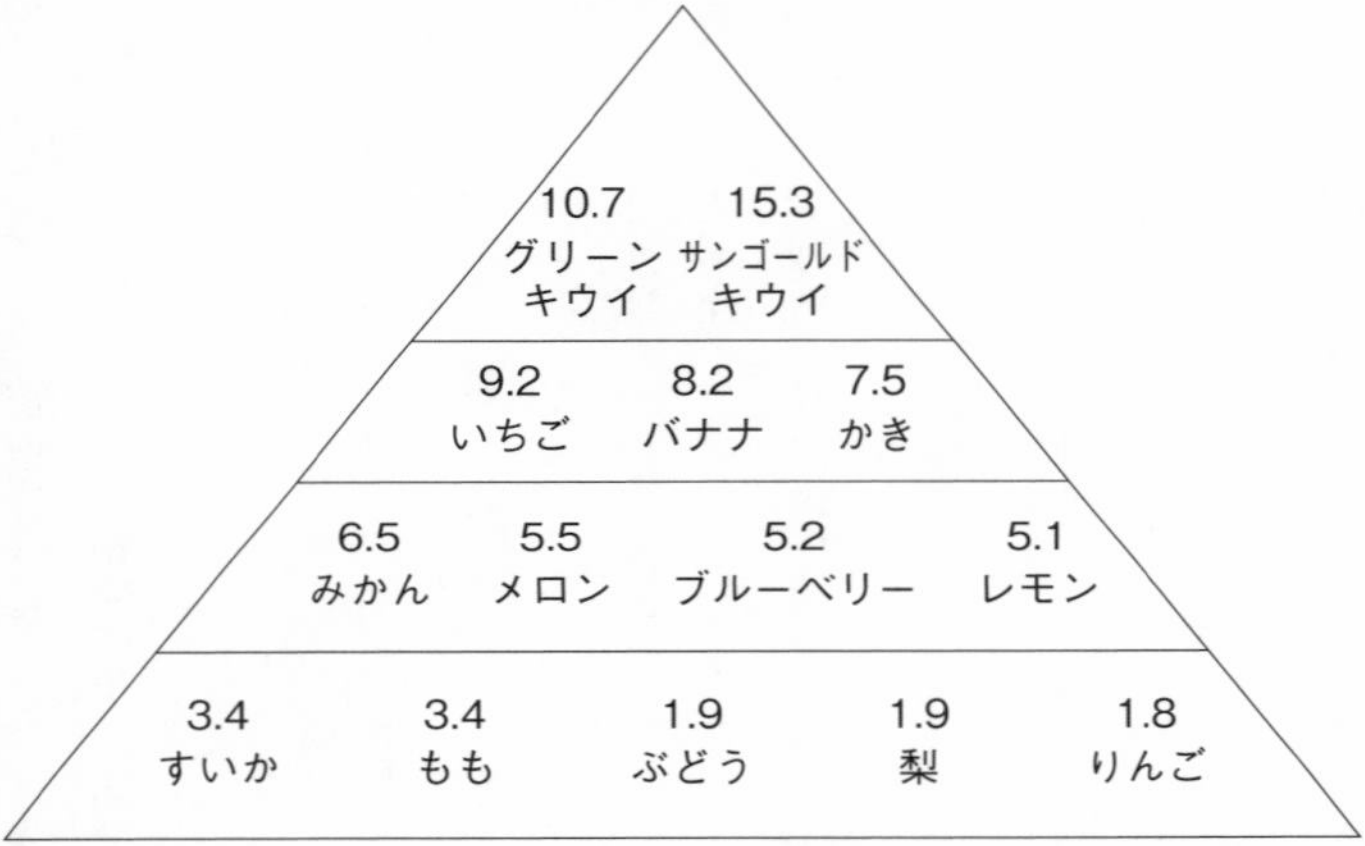

出典：ゼスプリインターナショナル

質なたんぱく質が含まれ、疲労回復に効果があり、食物繊維やビタミンB_6も豊富、集中力や記憶力を高めるセロトニンを作る材料になるトリプトファンを多く含む、パフォーマンスの高い果物だと絶賛する声もあります。これればかりは、自分の体であれこれ試していくほかありません。

ちなみに、厚生労働省と農林水産省が作成した食事バランスガイドでは、1日に食べる果物の量を200gとしています。みかんなら2個、りんごなら1個ほどの量です。ほとんどの日本人はこれに達しておらず、果物の摂取量は世界の中で低いほうです。

また、可食部100gに含まれる栄養素の割合を示す「栄養素充足率スコア」は図3のようになっており、キウイがトップです。

このように、賛否両論が激しい果物ですが、果物だけを過剰に摂ることなく、季節のものを適度に食べるようにすれば、健康効果は高いのではないかと思います。

「果物は朝に食べたほうが良い」という意見が多いことは押さえておきましょう。

2　ヨーグルト

健康イメージの強いヨーグルトですが、こちらも賛否両論があります。

昨今の流れでは、「ヨーグルトが健康に良いというのはウソ！」という説が皆さんの興味を引きやすいためか、やたらと強調されています。たしかに、ヨーグルトが健康に良いという科学的な根拠はなく、これまで過大評価されてきた節はありますが、ウソというほどでもないので、逆に悪いイメージに引っ張られ過ぎるのも良くありません。

肯定派の意見としては、「腸内環境を整える」「発酵食品なので、体に良い」「発酵して乳糖が乳酸に変わっているため、牛乳でお腹をくだす人でも大丈夫」などがあります。

否定派の意見としては、「牛乳と同様、体に悪さをするカゼインたんぱく質が含まれている（発酵しても、それは変わらない）」「体に良い効果があることは認めるものの、だからといってカゼインを積極的に摂る理由にはならない」「乳製品の摂り過ぎは、前立腺ガンや卵巣ガンのリスクを上げる可能性がある」などです。

まず、そもそも乳製品や動物性たんぱく質を良く思っていない人には、積極的に摂る理由はないでしょう。腸内環境を整えたいなら、ほかの食材からでも十分可能です。

また、豆乳やココナッツでできた植物性のヨーグルトという選択肢もあります。こちらも発酵して乳酸菌もきちんと含んでいます。

牛乳からできたヨーグルトが好きで、食べると調子が良いという方は、以下のことに気をつけて摂りましょう。

まず、加糖されたものや、添加物や香料の入っていない、プレーンタイプのものを選びましょう。どうしても甘さが欲しい場合には、同じく腸内環境に有用とされているオリゴ糖を入れると相性が良いですし、はちみつやメイプルシロップなどのナチュラルな甘味を使用しましょう。ただし、入れ過ぎには注意してください。

毎日のように食べる方は、カゼインのことも意識して、量を少し控えめにしたほうが良さそうです。目安としては、１００~２００gを推奨する本がありました。

次に、食べるタイミングです。朝のイメージが強いヨーグルトですが、実は夕食後が良いといわれています。腸は寝ている間に活発になるので、夜のほうがその効果が出やすく、食後のほうが胃酸は薄くなるため乳酸菌が死ににくい、というのがその理由です。

ちなみに乳酸菌は酸に弱く、胃酸で死滅しますが、死んだ菌でも腸の免疫システムを刺激してくれるため、定期的に摂取することで腸内環境が整うことがあるそうです。

ヨーグルトが体に合う人は、定期的に摂り入れることで腸内環境が整う可能性がありますが、そこまで確固たる健康効果が期待できるものではないため、あくまで嗜好品として楽しむのがベターでしょう。

3　チーズ

チーズも、かなり意見が分かれる食べ物です。「たんぱく質やカルシウム、ビタミンが凝縮されているので、それらを効率よく摂取できる」「血糖値を上げることなく、良質なたんぱく質を摂れる」といった肯定的な意見がある一方で、「カゼインたんぱく質が凝縮されているので良くない」「乳製品自体が良くない」という否定的な意見もあります。

また、フレッシュチーズは比較的良いものの、熟成したチーズは良くないという意見もありますが、熟成チーズに含まれる「スペルミジン」という成分が心臓血管の疾患リスクを下げ、寿命を延ばすという話もあり、なかなか混乱します。

ただ、チーズは毎日大量に食べるものではなく、嗜好品として楽しまれる人がほとんどだと思いますので、そこまで神経質にならなくてもいい食材かもしれません。添加物や塩分に気をつけて、ほどほどに楽しむのがいいでしょう。

ヨーグルトやチーズは過大評価せず、好きな人は楽しみ、そうでないようでしたら無理に食す必要はないでしょう。

余談ですが、日本のチーズの歴史は意外と古く、飛鳥時代にさかのぼります。当時は「蘇」と呼ばれ、牛乳を煮詰めて作っていました。それを発酵させたものが「醍醐」で、どちらも皇族や貴族が美容と不老長寿を期待して食す最上級の食べ物とされていたとか。

蘇は平安時代に書かれた日本最古の医学書『医心方』（984年）に、筋力がつき、胆が強くなり、肌や体に潤いや艶が出ると、その栄養価の高さが記されています。

醍醐は「醍醐味（素晴らしい味わい）」の語源とされ、最高の美味を意味する仏教用語です。「仏教＝動物性たんぱく質禁止」というイメージが強いので、このような用語の存在は意外ですよね。なんでもお釈迦さまは断食の後に乳粥で救われたり、自分のために殺されたわけではない肉を施された際は有難くいただいたりしていたそうです。

4 卵

「コレステロールが高いので控えるべき」「1日1個まで」「1日3個までは大丈夫」「栄養価が高いので特にお勧め」といった具合に、多種多様な意見があるのが卵です。

卵は、良質なたんぱく質やビタミン、カルシウム、鉄など、栄養素をバランス良く含んでいますが、特にたんぱく質の質が良く、大豆や肉、魚と並んで、「アミノ酸スコア」は100です。アミノ酸スコアとは、体内で生成できない9種類の必須アミノ酸がどの程度含まれているかを示す数値ですが、卵はパーフェクト。かなり優秀な食材といえます。

今回参考にした健康食関連本200冊による調査では、「卵にはコレステロールが高いというイメージがあるが、意外とそうでもない」という主張が多く見られました。そもそも、コレステロールは肝臓で作られるものが90％で、食べ物から摂るのは10％程度なので、そこまで影響はないという理由です。

とはいえ、1日にたくさん食べることについては否定されていることが多く、総合的に判断すると、1日1個程度が妥当です。

また、たらこやイクラなどの魚卵も、コレステロールを多く含んでいるので控えなければならないという人も多いようですが、血液中のコレステロール値を改善するために我慢して避けるほどではないという話もあります。もちろん控えるに越したことはありませんが、少量であれば神経質になり過ぎなくても良さそうです。

5　野菜&フルーツジュース

体に良いイメージが強い野菜ジュースとフルーツジュースにも、賛否両論あります。

肯定派は、「新鮮な搾りたてのジュースは、活力に満ちたエネルギーを効率良く摂取できる」「喉の渇きを満たすだけではなく、満足感を与えてくれる」「生きた酵素をたっぷり含んでいる」と主張しています。特に、体が本来持つ浄化力や治癒力、機能維持力などを最大限に引き出そうと提唱するナチュラルハイジーンの思想では、果物の持つ力を重視し、老廃物を体外に出すために、朝は野菜ジュースやフルーツジュースだけが良いと強調するなど、かなりジュースを高く評価しています。

しかし、それ以外の本では、特にフルーツジュースはたとえ生搾りであっても糖質が非常に高いので、注意が必要という意見が多数です。

たしかに、残った食物繊維の部分を搾りカスとして捨て、糖分を抽出している節もあるので、この主張は妥当な気がします。

個人的な見解としては、基本的に野菜や果物はそのまま食べたほうが良いものの、時間がないときや小腹が空いたときに少し飲む程度なら良いかと考えています。

その際、生搾りのフルーツジュースであれば、血糖値の急上昇を抑えるために野菜や豆乳を少し混ぜるとか、ゆっくり飲む、氷などを入れて冷やさないようにするなど、飲み方に気をつけると良いでしょう。もちろん砂糖やシロップ、添加物が入っていないものに限ります。

また、自宅で作る際は、ジューサーよりも、ミキサーやブレンダーで食物繊維を残す形で飲むのがベターです。

ジューススタンドで飲む際は、シロップを入れていることも多いため、「シロップ抜きで」と注文しましょう（味わいは少し薄くなりますが）。

★今すぐ実践できる！　200冊から導き出した「おおむね良いが、ネガティブな意見もそこそこある食材」の食べ方

◎果物は季節のものを適度に摂る。なるべく朝に食べる
◎ヨーグルトやチーズは過大評価せず、好きな人は楽しむ程度に摂取する
◎糖質の高い野菜&フルーツジュースは、缶ジュースの代替品としてたしなむ程度に

ちなみに、著者の食べ方は……

果物は毎日というほどではありませんが、比較的摂るほうだと思います。朝食べることもありますし、消化に良くないとはされていますが、夕食後に食べることもあります。何より甘いものを欲した際、お菓子を食べるよりは良いだろうという考えです。体が欲すれば食べるという感じで、種類も特に決めておらず、旬の果物を選んで食しています。

キウイやアボカド、バナナは、皮を包丁でむくなどの必要が少なく、すぐに食べられますので、比較的よく食べます。念のため、糖分の多さが指摘されることが多いバナナを食べた後の血糖値を測定してみましたが、急激に上がることはありませんでした。

ヨーグルトはたまに、豆乳ヨーグルトにメイプルシロップやはちみつを少したらしたものや、イオン限定で販売されているフルッタフルッタの「ココナッツグルト」をデザートとして食べます。これはココナッツミルクを植物性乳酸菌で発酵させたものです。

カゼインにアレルギー反応があるため、牛乳由来のヨーグルトはほとんど食べませんが、食べるとしたら、比較的安全性が高そうで、かつ普通のスーパーでも手に入る「よつ葉北海道十勝プレーンヨーグルト　生乳１００」を選びます。

チーズは外食時に食べるくらいで、家で食べることはほとんどありません。ヨーグルトやチーズは優先度が低く、正直なところ自分の体に合っているかあまり検証できていません。植物由来のヨーグルトに関しては、今後いろいろ試してみて良さそうであれば、取り入れようと思っています。

野菜&フルーツジュース、スムージーは、毎日のように飲むことはなく、外出時にたまに買います。またお店で購入するときは、シロップの有無を必ず確認し、入っている場合は抜いてもらいます。

第8章　毎日のパフォーマンスを上げる「体に良い食べ方」

1　1日のパフォーマンスを上げる朝食の摂り方は？

本章では、毎日のパフォーマンスを上げる食事方法について検証してみましょう。まずは、1日のはじまりの朝食についてです。そもそも、朝食は食べたほうが良いのか、食べないほうが良いのか。これも意見が分かれるところです。

朝食を食べないほうが良いという意見は、「ヨーロッパでは18世紀まで、日本でも江戸時代中頃までは1日2食だった。現代人は食べ過ぎている」「午前中は排出の時間なので、何も食べないほうが良い」「人間は消化に18時間ほどかかるので、朝を抜いて空っぽにしてから食べるべきだ」「朝食の消化に力を使うので、体のパフォーマンスが悪くなる」などというものがあげられます。

一方、朝食を食べたほうが良いという意見は、「腸を休ませると、かえって動きが悪くなるので、朝も食べて腸を動かしたほうが良い」「実は腸まで空っぽにするには30時間もかかるので、朝食を抜いたところで意味がない」「朝食を抜くと、昼食を食べる際に血糖値が急激に上がってしまうため、良くない」などというものです。朝食を毎日食べない人は、脳梗塞のリスクが高いという研究結果もあります。

判断が難しいところですが、さまざまな説を検証した結果、私は朝食を食べる日と、朝食を抜いてデトックスする日のハイブリッドが良いのではないかと考えています。なんとなく体が重いときは抜き、調子の良いときは食べるという感じです。

私は食べないことのほうが多いのですが、血糖値スパイクを防ぐため、また食が細くて夜に空腹で寝られなくなることもあったため、食べる日も設けています。自分の体調を見ながら、朝食を摂る日と摂らない日を考えるというスタイルです。

次は、朝食に何を食べるか。結論からいうと、朝食に摂るのは和定食か、栄養価の高い食材の一品、もしくはサラダや果物のみで軽く済ますのがオススメです。

欧米式のブレックファストには、加工食品のベーコンやハム、グルテンや糖質の多いパンやシリアル、グラノラ、カゼインたんぱく質を多く含む牛乳など、体に悪いとされるものが多く含まれています。もし食べるなら、ベーコンやハムを無添加のものに、パンやシリアル、グラノラを砂糖不使用で全粒粉やグルテンフリーのものに、牛乳を豆乳やアーモンドミルクにする、などを検討する必要があります。

和定食は、ご飯、野菜や海藻入りの味噌汁、魚か納豆などたんぱく質のものを少し。朝食には、これくらいの軽いものが良さそうです。

栄養価の高い食材の一品は、たとえば納豆にかつお節やごま、亜麻仁油、醤油を加えたものや、アボカドとブロッコリーやアスパラガスにオリーブオイルを少したらし、かつお節とぬちまーす（沖縄の海の塩。ミネラルが多い）や醤油で味付けしたものなどがオススメです。納豆は中庸ですが、やや陰性に近く、オイルやアボカドは陰性なので、陽性のかつお節を加えるとバランスが良く、うま味も加えられて満足感も高くなります。

これらは、たいして料理ができない私でも素早く用意できますし、量も少ないので、午前中のパフォーマンスが落ちることもありません。

あとは、どんぶり1杯のサラダや、ときにはバナナやキウイなどの果物だけという日を設けて、体の調子を見てみましょう。前述したように、ナチュラルハイジーンというスタイルでは、午前中は果物と野菜のみにすることを提唱しています。

朝は野菜ジュースやフルーツジュースだけという方も多いですが、これらはあくまで飲み物ですし、体を冷やしがちなため、多用しないほうが良いでしょう。

また、栄養補助食品のゼリー飲料で済ませてしまう方もいるかと思いますが、糖分が多いため血糖値が急激に上がりますし、何より添加物がたくさん入っていますので、NGです。

コーヒーにマフィンというよくあるパターンも、カフェインと糖質、グルテンの摂取になりますから、あまりオススメできません。

ハンバーガー店か牛丼店であれば、迷わず牛丼店の朝の和定食メニューを選びましょう。

さらに、起床後の体に入れる飲み物にも注目してみましょう。

朝起きたら、「まずはコーヒーを1杯」という方も多いと思いますが、「まずは白湯を1杯」に変えてみてはいかがでしょうか。白湯は体を温め、免疫力のアップ、便秘解消、ダイエット、美肌など、さまざまな効果があります。私も実際に毎日飲んでいますが、寝ている間に下がっていた体温が上がり、ぽかぽかしてくるのを実感できます。カフェインのように急激にシャキッとするのではなく、ゆったりと徐々に目覚めていくので、体や脳への負担も少なく、体調も整いやすくなります。

白湯は水を沸騰させた後、冷まさないといけませんが、時間がないときは沸騰したお湯に水を足して、ぬるま湯にして飲んでいます。それでも効果を実感しています。簡単でコストもかかりませんから、オススメですよ。

これでパフォーマンスUP！

洋食より軽めの和定食。栄養価の高い納豆やアボカドも◎
コーヒー、野菜ジュース、ゼリー飲料より白湯がオススメ！

2 コンビニ食でも、ウェルネスな食事は摂れるのか？

基本的にコンビニに行くことはオススメしませんが、そうはいっても、多くの方が頻繁に活用されていることでしょう。そこで、コンビニでもパフォーマンスを保てる定食セットを考えてみました。

炭水化物、たんぱく質、ビタミンや食物繊維が摂れ、おおむね無添加、さらにデザートも付いて８５０円という、豪華セットメニューです。

①　塩おにぎりか、レトルトのご飯（約１００円）

塩おにぎりは添加物が少ないので、比較的安全です（一部に植物油脂が入ります）。レトルトご飯は、意外なことに無添加です。ただ、加工食品ですし、マイクロ波の安全性に確証のないレンジを使うという意味ではパーフェクトではありませんので、あくまで非常時と考えたほうが良いでしょう。

②　サバ、サンマ、イワシの缶詰（約１００円）

缶詰なら、鮮度の落ちやすい青魚も新鮮なうちに缶に詰めて密封し、加熱殺菌しているので酸化せず、栄養価も高いまま保たれています。無添加の品も多く、オススメです。

③　納豆（約50円）

品質の高いものは少ないのですが、無添加です。タレとからしに添加物が入っていることが多いので、家にある醤油を使ったほうが安全です。

④　カット野菜（約２００円）

添加物はありませんが、消毒されているのでパーフェクトとはいえません。でも野菜はなんとか摂れるので、ほかの揚げ物などより良いでしょう。ただし、ドレッシングは家にある安全性の高いものか、オリーブオイルと塩、バルサミコ酢などで食べましょう。

⑤　ゆでたまご（約１５０円）

無添加です。ちなみに、温泉卵はタレに添加物がたくさん使われています。

⑥　冷やしぜんざい（約２５０円）

グラニュー糖のみで、添加物は入っていません。

これに加えて味噌汁……といきたいところですが、フリーズドライのお味噌汁には、調味料（アミノ酸等）などの添加物が含まれていますので、オススメできません。それでも、なかなか満足感の高い定食セットになったのではないでしょうか。

コンビニで間食を買う場合は、バナナか素焼きのナッツ、カゴメの野菜ジュース「野菜1日これ1本」、森永の「マクロビ派ビスケット」、ウォーカー（Walkers）の「ショートブレッド」シリーズ、惣菜のじゃがバターやコーン、水、炭酸水などを選ぶと、添加物が入っておらず、比較的安全です。そのほかのほぼすべてのコンビニ商品に添加物がたくさん入っています。

これでパフォーマンスUP!

塩おにぎりかレトルトご飯、魚の缶詰、納豆、カット野菜、ゆでたまご、ぜんざいで豪華定食セットを!

3　仕事のパフォーマンスを上げる食事の作法

ランチを食べたら眠くなってしまい、午後の仕事に集中できないという方も多いのではないでしょうか。

人は満腹中枢が満たされ、血糖値が上がると体の反応が低下し、眠くなります。野生動物は空腹時には生き残るために覚醒状態になって獲物を捕らえますが、満腹になると動きが鈍くなるというメカニズムを想像すると、わかりやすいでしょう。

眠気を防ぐためには、食事量を少なく保つことが重要です。当たり前の話だと思われるかもしれませんが、実際にはストレス解消のためにたくさん食べてしまう方や、時間がないために、量を気にせずかき込むように食べている方が多いように見受けられます。

食事をすると、ドーパミンなどの報酬系の脳内物質が放出されるため、もっと食べたいという作用が働き、ついつい食べ過ぎてしまいます。生理的な欲求なので、コントロールするのが非常に難しいのです。

そこで、ただ我慢して量を減らすのではなく、「少食が人生を好転させる」ことを念頭におきながら取り組んでいくと、我慢ではなく充実感に変わります。

江戸時代の観相家の大家、水野南北の言葉に、「人の運は食にあり」というものがあります。少食にすれば腸相が良くなり、腸相が良くなれば人相が良くなり、人相が良くなれば運命が好転する。少食こそが人の運命を好転させる、という考え方です。

「腹八分目に医者いらず」というのも皆さんご存じの通りですし、それに続けて「腹六分目は老いを忘れる」「腹四分目で神に近づく」ということわざもあるほど、少食は昔から健康効果が高いとされてきました。

健康食関連の本でも、高い確率でこの話は出てきます。大盛りを我慢するだけで人生が好転するなら、こんなに簡単なことはありませんよね。

ただし、カロリーを制限することによって健康効果が高まるかどうかについては、アメリカの研究機関が行なった動物実験では明らかになっていますが、人の場合は明らかになっていません。ある程度の疾患予防効果は出ているものの、骨が弱くなったり、血糖処理能力が低下したりするなどのマイナス面の可能性も示唆されていますので、極端なカロリー制限は控えてください。

少食を実践するためのきっかけとしては断食があります。普段の食生活では自己抑制が難しい中、強制的に一定期間食べないことで、少食にしていくきっかけになります。実際に頭が冴え渡り、体が軽くなることを体感できるからです。

数日間のファスティング合宿など本格的なプログラムもありますが、簡単ですぐに試せるのは、朝を抜く半断食や、1日1食の日を設けるという方法です。血糖値の問題や、腸の働きについて時間を空けたほうが良い、休ませたほうが良いという議論などもありますが、一度試してみる価値はあります。

断食には、食べ過ぎによる体内の過剰な栄養素を取り除き、人間が本来持っている能力を最大限に戻すという効果があるといいます。食事を抜くことで、体が自分の細胞や組織の一部をエネルギーに変えて利用するので、余分な脂肪などが使われ、体もすっきりします。

それによって、免疫力が上がり、風邪を引きにくくなったり、各種疾患の予防にもつながったりします。風邪などを引いた際も、栄養価の高いものを食べるより、断食するほうが内臓は休まり、自然治癒力も高まるので、治りやすくなります。

そのほかにも「頭が冴える」「疲れにくくなり、睡眠時間が短くなる」「若返る」「痩せる」「食費を節約できる」「精力や妊娠力が高まる」「長寿遺伝子が機能する」「各種疾患の予防が期待できる」など、さまざまな効果があると断食肯定派は主張しています。

ちなみに、食べない健康法は昔から存在していたようで、16世紀のイタリアで１０２歳まで生きたルイジ・コルナロという人物が『無病法』という本にその極意をまとめています。当時からベストセラーでしたが、今でも長寿健康法のバイブルとして知られています。

最後に、1日1食を実践している人をあげておきましょう。ビートたけしやタモリ、オバマ前大統領、ビル・ゲイツから千利休、ミケランジェロ、アインシュタインなどの歴史的偉人まで、世代や国を問わず存在しています。

これでパフォーマンスUP！

少食が人生を好転させる！アインシュタインやオバマは1日1食

4　超簡単、すぐに効果が期待できる食事法とは？

もっともパフォーマンスの良い食事方法とは、ズバリ「よく噛んで食べること」です。それが大事と知っていても、意外とできていない人も多いのではないでしょうか。

では、よく噛むことで、どんな健康効果があるのでしょう？

脳が活性化し、食べ物の消化を良くします。また虫歯やガン、老化の予防にも効果があります。さらに、ストレス解消や肥満防止、毛髪の発育まで、驚くほどたくさんの効果が期待できるのです。ただ噛む回数を増やすだけですから、取り組まない理由はないでしょう。

ちなみに、現代人は1回の食事で嚙む回数は約600回だといわれています。弥生時代は約4000回、江戸時代は約1500回嚙んでいたといいますから、劇的に減ってきています。料理が食べやすいようにどんどん柔らかくなり、食事にかける時間が減ったことが主な理由です。つねに、よく嚙むことを意識してみましょう。

よく嚙むことを楽しむ方法として、「食べる瞑想」があります。これも実に簡単です。ただ食べる、ただ嚙むことに集中するだけ。

瞑想のリトリートなどでは、食事中の会話は禁止されています。大勢の人々が無言で食卓を囲んでいて、とても不思議な光景なのですが、会話を楽しめない代わりに、食べることに意識を集中させることができます。すると、徐々に味が立体的に感じられたり、意外な味や感覚をとらえられたりと、素晴らしい体験へと変わっていきます。脳が活性化され、心もリセットできるため、食後のパフォーマンスは落ちません。

私はランチを一人で食べることが多いので、この食べる瞑想をよく行っています。

瞑想のプラクティスでは、よくレーズンを使用します。まずレーズンの色や形、感触、香りなどを五感で感じ取り、その後、口の中に運んだときの感触や味わい、どう嚙み砕かれ、どう唾液と混ざり合うかなどをじっくり観察していきます。すると、普段は気づかないようなさまざまな感覚に触れることができます。また、今この瞬間に意識を集中させる訓練にもなります。そのような気づきをさまざまなシーンで応用し、身体感覚を研ぎ澄ませていきます。気軽に行えるので、ぜひ一度お試しください。

これでパフォーマンスUP！
噛むだけで健康効果が上がる！
「食べる瞑想」を試してみよう

5 二日酔いしない、お酒の飲み方とは？

お酒については、気になっている方が多いのではないでしょうか。特に二日酔いすると、パフォーマンスが極端に下がってしまいます。

お酒は判断が難しく、「お酒を飲むと死亡率が下がる」という話がある一方で、「お酒をたくさん飲む人は、ガンの発症率が数十倍に跳ね上がる」など、正反対の意見がずらりと並びます。

酒飲みにとっては死活問題ですから、白黒はっきりしてほしいところですね。肯定派と否定派の比率も40％対60％と、かなり絶妙な割合です。

まず肯定派の意見は、「善玉コレステロールを上昇させる」「血小板の凝集を抑える」「ストレスの軽減、心臓病、心筋梗塞など循環器系の疾患の発症を抑える」「死亡リスクが下がる」などというもの。

お酒の中でも特に良いといわれているのが赤ワインで、抗酸化作用の強いポリフェノールや長寿遺伝子を活性化させるレスベラトロールなどの作用で、健康効果が期待できるといいます。また、白ワインはミネラルの働きで、痩せる効果があるそうです。

ほかのお酒についても、肯定的な意見が見られます。ウイスキーや焼酎、ウォッカ、ラム、ジンなどの蒸留酒は、糖質やプリン体を含んでいないため、日本酒やビール、ワインなどの醸造酒より良いという主張もあります（ワインより蒸留酒のほうが糖尿病リスクは高いという話もあります）。

一方で、アルコール否定派の意見としては、「肝臓ガンや咽頭ガン、食道ガンのリスクが高まる」「血管を広げてしまうため、血管収縮による各種疾患を引き起こす」「中性脂肪を増やす」「血圧が上がり、脳出血の発症率が高まる」「骨を弱くする」などがあげられています。そもそも日本人はアルコール耐性が弱い人が多いため、体に合わないという話も複数の本で紹介されていました。

また、「お酒など論外だから飲むべきではない」と、理由もなくバッサリと斬り捨てている本もあります。ほかにも、「アルコールはドラッグよりも中毒性があり、体へのダメージも大きいので危険である」とひどく警戒しているケースもありました。

飲酒絡みの話でよく出てくるのが、赤ワインをたくさん飲むフランス人の話です。フランス人は動物性たんぱく質をたくさん摂りますが、心臓病などの死亡率は欧州で一番低い。それはワインのおかげであるというのです。一方、フランス人の肝臓ガンの死亡率はほかの欧米諸国より2〜3倍高いそうです。つまり、ワインなどのお酒は心血管系疾患には良いが、肝臓ガンや咽頭ガン、食道ガンなどのリスクは上げてしまう、ということが推測できます。

二日酔い対策には、焼酎とワイン

次にお酒の量についてです。推奨量は、1日にビール中瓶1本、ワイングラス2杯、日本酒1合といわれています。ただし、お酒好きにとっては、この「適量をたしなむ」ことこそ難しく、飲み始めるとつい飲みすぎてしまう、といった話はよく聞きます。やめようと思って取り組んでも、だいたいすぐにリバウンドしてしまいます。

ですから、最初の段階としては、お酒をやめる決意を「しない」ことが重要です。ただし、飲み方を工夫して徐々に量を適量にし、やめる方向にもっていきます。2〜3年くらいかけるイメージで、じっくり取り組んでみましょう。

まずは発泡酒をやめ、ビールや日本酒も量を減らしましょう。ビールは原材料が決められていますが、発泡酒は決まっていないため、添加物がたくさん使用されているからです。値段が安いのには、それなりの理由があるのです。

さらにビールもプリン体や糖質の観点から考えれば、控えたほうが良いでしょう。日本酒も糖質が高く、割らずにそのまま飲むのでアルコール度数が高く、脳や肝臓の機能に影響します。

健康を気にして「糖質ゼロ」や「プリン体ゼロ」などのお酒をチョイスする方も多いと思いますが、アセスルファムKや乳化剤などの添加物が含まれているため、控えましょう。

オススメするのは焼酎やワインです。

まず焼酎は、蒸留することによって糖分やプリン体など二日酔いの原因となる成分がカットされています。特に生搾りのレモンサワーとハイボールがオススメです。レモンはクエン酸によって代謝が促進され、ビタミンCによりアルコールの分解が助けられるので、体への負担が少なくなります。ハイボールは、焼酎と同じように蒸留されたウイスキーとミックスしているため、低糖質で低カロリーでもあります。

また、無添加で低アルコールの自然派ワインも悪玉コレステロールを減らし、抗酸化物質を多く含むという研究結果もあり、実際に二日酔いしにくいという声もよく耳にします。手軽な価格で楽しめるのも魅力です。

ちなみに、お酒を飲む際は、お酒と同量の水を一緒に飲むと良いといわれています。血中アルコール濃度を薄めるため、二日酔いになりにくいそうです。

ほかに気になるのは、食べ合わせです。

ビールはポテトやソーセージ、スナック菓子など油っこいものと一緒に食べ合わせることが多く、ワインはチーズやオリーブ、ナッツなどのヘルシーなものと食べ合わせることが多いため、ワインのほうが健康的にアルコールを摂取できるという主張があります。

なるほど、たしかにそれも一理ありますよね。ビールを飲むのをやめれば、自然と揚げ物や油っこいものを食べることも減るでしょう。

また居酒屋なら、枝豆やおひたし、ししゃもなど、健康的な食べ物を選びましょう。

「酒は百薬の長」といわれ、健康効果を指し示すエビデンスもあります。でも、それに当てはまるのは、少量の飲酒というのが基本です。量のセーブが難しければ、徐々に飲む回数を減らしていきましょう。すると、どこかの時点でアルコールを抜いたほうが、パフォーマンスが上がる実感を得られます。そうすると、お酒を断つことも容易になるでしょう。

これでパフォーマンスUP!

発泡酒やビールよりレモンサワーやハイボール、ワインを！ ただし、少量の飲酒が基本

6　甘いものをやめられない！　なら、どうすればいい？

甘いものも誘惑の多い食べ物ですが、こちらもお酒と同じように、「やめる」と決めないほうが良いでしょう。むしろ、質の良いものを買い溜めしておくことです。

やめようと思って買わずに我慢していると、必ず衝動に耐え切れなくなって、コンビニに走ってしまいます。私も最初はお菓子類を全部捨てて頑張ってみましたが、ストレスが溜まったときにどうしても甘いものが欲しくなり、夜のコンビニに駆け込んだ経験があります。

買い溜めしておくのは主に無添加のお菓子で、甘みの少ないものがオススメです。ネットやビオセボン、ナチュラルローソン、イオン、成城石井などで購入しています。

私が買い溜めをするのは、103ページで紹介した無添加のお菓子に加え、Sahale

Snacks のナッツとドライフルーツのスナック（自然・オーガニック商品が揃うECサイト、iHerb でまとめて買うと安い）や、カカオ70％以上で有機サトウキビ糖などを使っているダークチョコレートなどです。これらの無添加のお菓子の中にはコンビニで買えるものもあります。

無添加であるほかに、甘いものについて気にかけるポイントは、精製された砂糖を使っていないという点です。てんさい糖やきび砂糖、黒糖、メイプルシロップ、アガベシロップ、ココナッツシュガー、天然のはちみつ、ラカント（羅漢果という植物）、有機砂糖（オーガニックで高度な精製を行っていない）、オリゴ糖などを使ったものを選ぶと良いでしょう。

また、ジュース類ですが、全般的に砂糖と添加物でできているので良くありません。私はサイダーがどうしても飲みたくなることがあり、量を半分にすることから始めました。そこから野菜系のジュース、炭酸水へと切り替えていき、いつしか飲みたくなることはなくなりました。今では自動販売機で缶ジュースを買うことはありません。

近年、スーパーやコンビニでもよく見かける無糖の炭酸水は、お酒や甘いものの代わりとして機能しやすいという声をよく聞きます。

お酒にしても、甘いものにしても、やめるのは本当に大変で、いかに現代人がアルコールと砂糖漬けにされているかがよくわかります。この時代、それらを完全に抜くのは不可能なのかもしれません。そう考えると、きっぱりやめることを目指すより、いかに体に悪い影響が出ない程度にとどめるかに焦点を当てたほうが、精神衛生上は良いのではないでしょうか。ゆっくり時間をかけて、お酒や甘いものを欲しない体に仕上げていきましょう。

これでパフォーマンスＵＰ！
質の良いものを買い溜めしておこう！
なるべく無添加、白砂糖不使用の製品を選ぶこと

7　究極の強壮ドリンク、コーヒーの良い点だけを取り入れたい！

「コーヒーは健康に良い」という記事はＳＮＳなどでシェアされることも多いので、なんとなく健康的なイメージを持っている方が多いかと思います。もちろん、コーヒーもほかの食材と同様に賛否両論あり、今回調べた健康食関連の本では、65％が良い、35％が悪いという結果でした。

コーヒー肯定派が説く健康効果は、ポリフェノールなどによる抗酸化作用、ガンや肝硬変、糖尿病、心臓発作、脳卒中、認知症やパーキンソン病、虫歯、うつ病などの予防などで、死亡リスクを下げるというエビデンスまであるといいます。頭が良くなり、痩せて運動能力が高まる、自殺率を下げるなど、「究極の強壮ドリンク」と賞賛している本もありました。ここまで幅広い効能を語られる食材も珍しいかもしれません。

一方で、否定派は「カフェインにはドラッグと同じような強い覚醒作用、中毒性があるため良くない」「利尿作用があるので脱水症状になりやすく、腎臓や膀胱に負担をかける」「カルシウムの吸収を妨げる」「精神が不安定になりやすく、不眠症になりやすい」などをあげています。

また、ほとんどの人がコーヒーを飲む際に砂糖やミルクを入れるので、それがマイナスであるという指摘も多く見られます。

さらに、特に深煎りの場合は豆を焙煎で焦がしているため、その焦げが良くないという意見もあります。ちなみに、品質が悪い豆を深い焙煎で焦がしてごまかしたり、古くてカビの生えた豆を使ったりしているインスタントコーヒーなどもありますので、安価なものには気をつけてください。

このように、いろいろ否定的な意見がありますが、もっとも問題視されるのは、やはりカフェインです。日本人はカフェインに弱い傾向にあるという話が多くの本で紹介されていましたが、カフェイン耐性は人それぞれなので、コーヒーを飲んだ後にどんな体の変化があるかを注意深く見てみましょう。気になる人は、遺伝子検査キットでも調べることができます。

飲む量に関しては、肯定派でも1日4杯くらいまでという意見が多く、カフェインの効果は6時間ほど続くので（人によっては十数時間！）、夕方以降は避けましょう。カフェインを一気に摂ると自律神経の乱れにつながるため、ホットをチョイスしてゆっくり飲めば、多少は緩和されるという話もありました。

コーヒーのベストな飲み方は、新鮮な豆を浅く焙煎したものを、1日に最高でも4杯程度、夕方までに飲むというもの（国際基準を満たした高品質の「スペシャルティコーヒー」ならベストです）。砂糖やミルクを入れるのはやめましょう。特にコーヒーフレッシュは質の悪い油なので良くありません。

また、クリームがたっぷり載った甘いドリンクが好きな方も多いと思いますが、もはやコーヒーではなくスイーツと心得ましょう。

ラテを飲む方は、牛乳にも注意が必要です。カゼインたんぱく質に反応がある人は、ソイやオーツ、アーモンドミルクなどを選択しましょう。

また、カフェイン耐性が弱い人には、カフェインの入っていない「デカフェ」という選択肢もありますが、薬品を使って加工している場合も多いので、摂り過ぎには気をつけてください。

これでパフォーマンスUP！
自分のカフェイン耐性を見極めるべし！
新鮮な浅煎りの豆を選び、1日4杯まで

8　お茶の健康効果は、どのくらい期待できる？

健康食関連本で意外にも話題にのぼることが少ない、お茶。ただし、緑茶の健康効果などはネットでもよく見かけますし、なんとなく健康イメージが強いのが共通認識でしょう。

実際、緑茶を多く飲んでいる人は、全死因死亡・循環器疾患死亡リスクが低いというエビデンスがあります（東北大学の栗山進一教授らの研究）。緑茶をよく飲む日本人にとっては、かなり心強い研究結果ですね。

緑茶にはリラックス効果があり、睡眠の質を高めるとされるテアニンや、抗酸化作用の高いポリフェノールの一種であるカテキン、ビタミンCなど、健康効果の高い栄養素がたくさん含まれており、動脈硬化や心臓病、ガン予防、高血圧や糖尿病からダイエットや虫歯予防まで、幅広い効能を期待できます。

緑茶のマイナス面とされるのがカフェインですが、湯呑1杯あたり20㎎ほど、ＷＨＯによる1日のカフェイン摂取限度は３００㎎ですので、1日10杯程度であれば問題なさそうです。念のため、夜や就寝前は控えたほうが良いでしょう。

そのほかのお茶についても見てみましょう。

番茶は、ビタミンＣやカテキンの含有量では緑茶に劣るものの、カリウムやカルシウムを多く含みます。焙煎することによってカフェイン量が減っていますので、就寝前に飲むお茶として最適です。

麦茶は、体を冷やす効果があるので、夏にオススメです。カフェインを含まないため、体に優しく、抗酸化作用や血流改善効果、美肌効果など各種健康効果も期待できます。

烏龍茶は、脂質を分解吸収する消化酵素の働きを抑制する作用があるので、ダイエットに効果的といわれています。油を多く使う中華料理と相性が良いこともうなずけますね。

紅茶も、生活習慣病の抑制や美肌効果など各種効能があるといわれています。

ただし烏龍茶と紅茶は、緑茶と同じようにカフェインを含んでいる点には注意が必要です。飲み過ぎには気をつけてください。

ハーブティーは、入れるハーブによって効果が変わってきますが、ヨーロッパではその薬効が広く知られており、体調によって自分たちで調合して飲むという文化があります。インドのアーユルヴェーダでもハーブティーは重宝されています。

こうして見ていくと、どのお茶にも健康効果が期待できるため、自分自身の食生活に合ったスタイルや好みで選ぶのが良さそうです。ちなみに、私の実家は緑茶や番茶を食後に必ず飲む家庭でしたので、一人暮らしを始めるまで虫歯がありませんでした。

カフェインのほかに、お茶やコーヒーに関して一点、気をつけておいたほうが良いことがあります。それは温度です。熱いお茶やコーヒーをそのまま流し込むと、食道ガンのリスクが上がり、胃が荒れる原因にもなります。口の中に含んでも大丈夫な温度まで冷ましてから、ゆっくり流し込むようにしてください。

これでパフォーマンスUP!

健康効果のある緑茶は、カフェインもほぼ問題なし
熱いコーヒーやお茶はガンを誘発するので、注意!

9　そのサプリメントは本当に必要？

サプリメントに関しても、賛否両論があって判断が難しいところです。統計をとった本のうち、約70％が不要、約30％が補助的に飲んだほうが良いという結果でした。

必要がないという意見のベースとなっているのは、「ホールフーズ」の考え方です。

人間は、加工された食品ではなく、食物をまるごと食べることによって、各種の栄養素が効率的、かつ効果的に体に摂り込まれるという考え方です。特定の成分だけを大量に摂り入れても、体にうまく摂り込まれないために意味がない。高度に加工されたサプリメントではなく、自然の食材から栄養素をきちんと摂りましょう、ということです。

さらに、「サプリメントは安全性を担保する必要性から、大量に飲んでも支障をきたさないように作られているため、有用な成分もごくわずかしか入っておらず、意味がない」「加工品のため、多量の添加物が使われているものも多く、むしろ体に悪い」「特にオメガ3の魚油系のサプリは酸化してしまっていて体に悪い」などという説がありました。

一方、サプリメント肯定派は、「食事だけではすべての栄養素を十分に摂れないので、補助的に飲んでおくと良い」という一般的な主張がほとんどです。あくまで「補助的に」というのがポイントで、サプリメントをどんどん飲みましょうという話は、さすがにありませんでした。

では、どんなサプリメントが推奨されているかというと、ビタミンD、ビタミンB群、鉄、亜鉛、葉酸、乳酸菌などです。また、一つの成分だけを摂るのではなく、ビタミンであればA、B、C、D、Eといったすべてが入っているマルチタイプのほうが良いという意見も複数ありました。たしかに、マルチビタミン、マルチミネラルのものは種類も豊富で、買いやすいという利点もあります。

一方で、「マルチサプリを飲む人のほうが、飲まない人より死亡率がほんの少し高かった」という研究結果もあり、これまた判断が難しいところです。

そのほかにも「質の良いものでないと、意味がない」「量より原材料の質が重要」という話もありますので、摂るのであれば、しっかりとメーカーの信頼度を見極めて、質の良いものだけを飲むようにしましょう。

プラセボ（偽薬）効果があるかもしれないなんていう意見もありますが、それで体調が整うのであればいいことですよね。

また、サプリメントは食事中に摂ったほうが、吸収効率が良いそうです。

サプリ絡みの話として話題にのぼることが多いのが、第4章でも紹介したβ-カロテンです。緑黄色野菜に多く含まれる栄養素で抗酸化作用が強く、ガンを減らし、各種疾患にも有効とされ、日本でもサプリメントやジュースなどが流行しました。ところが、その後の研究で発ガンリスクを上げるなどのマイナス面が指摘されるようになりました。そうしたケースもあるため、いくら健康に良いと騒がれていても、特定の成分を多量摂取することのリスクもあるということは知っておいたほうが良いでしょう。

サプリメントや完全栄養食は加工品であることを押さえつつ、あくまで補助的なものとして健康効果を期待し過ぎないほうが良さそうです。

これでパフォーマンスＵＰ！

サプリメントには健康効果を期待し過ぎない
摂る場合も補助的なものと捉えて、質の良いものだけに

10　粗食こそ、パフォーマンスを上げる最大の武器かも!?

ご飯におかず、味噌汁、という日本ならではの伝統的な和食のスタイルが健康に良いというのは、46ページで紹介したアメリカのマクガバン・レポート（１９９７年）でも説かれており、世界中で知られています。

マクガバン・レポートによると、伝統的な和食とは元禄時代（徳川綱吉の時代です）以前の食事とされており、現代と照らし合わせるのは少し難しそうですが、基本的には、精製されていない穀物、季節の野菜、海藻や魚介類、それに味噌汁なので、一汁一菜や一汁二菜のスタイルといえます。たしかに、これは鎌倉時代から続く日本の伝統食です。

食の欧米化が進み、飽食が原因で肥満や生活習慣病が蔓延する現代では、この粗食こそが健康のカギということで注目を浴びています。土井善晴氏の『一汁一菜でよいという提案』（グラフィック社）がベストセラーになったことも記憶に新しいところです。

こうした伝統的な和食は日本人には馴染みの深いスタイルですし、食べ過ぎることも少なく、加工品に頼ることもないため、健康的です。さらに、手に入りやすい食材なので食費も抑えられ、料理の手間もそれほどかかりませんから、良いこと尽くしです。私も普段、家で食事をするときはだいたい一汁二菜（たまに三菜）で、ご飯を少なめにしています。

日本は、海や山、川がいたるところにあり、比較的温暖で降雨量も多いため、欧米に比べて植物が育ちやすい環境にあります。豊かな自然環境があったからこそ、お米を中心とした食生活が可能になりました。冷涼地や乾燥地帯でも育ちやすい麦や肉、乳製品を中心とする食生活をしてきた欧米とはまったく違う状況だったのです。

日本人には日本の土地や環境、人に合った食事があるという考え方（こうした考え方は「身土不二」と呼ばれます）は、その点でとても理にかなっているといえます。

さらに、日本には「もったいないから、すべてをいただく」という思想があります。昔は、米やそば、うどんなども真っ白に精製されていたわけではなく、ビタミンやミネラルを豊富に含む糠や胚芽もすべて食べ、野菜や魚も余すことなく食べていました。できるだけ無駄のないようまるごと食べることによって、おのずと栄養も摂れていたと考えられます。素材を活かした「素の食」こそ、無理がなく効率的で栄養価も高いのです。前項でご紹介した「ホールフーズ」の思想とも重なります。

一汁一菜や一汁二菜のスタイルは、こうした考え方がベースとなっており、さらに栄養価の高いとされる発酵食である味噌汁を重視しているので、健康的でパフォーマンスを上げる食事といえるでしょう。

しかも、具だくさんの味噌汁は旬の食材を入れるだけなので、作る手間もかかりません。その分、時間や心のゆとりも持つことができる。そう考えると、なかなか素晴らしい食文化だと感心させられますね。手に入りやすい食材でコストインパクトも少なく、作るのも簡単。それでいて美味しく、パフォーマンスが上がるのなら、日本の伝統食である粗食は最強といえるでしょう。

また、ご飯は糖質制限派から敬遠され、「糖質こそが各種疾患の原因だ」という主張もあり、炭水化物を抜くダイエット、糖質制限などがもてはやされている節がありますが、ご飯のような炭水化物（食物繊維＋糖質）には、もちろん体に良い作用もあります。

炭水化物は、脳や体のエネルギーとして活用されます。炭水化物が足りていないと、集中力がなくなってイライラしたり、体の燃料が不足するため体温が上がりづらくなったり、筋肉量が落ちたり、認知症が増えるなど、さまざまな不調をもたらします。

さらに、腸の働きをサポートしてくれる食物繊維やたんぱく質、ビタミンB群、鉄分、カルシウム、マグネシウムなど、さまざまな栄養素を含んでいます。

ご飯は、水と熱を加えるだけなので、「ほかの炭水化物より調理が簡単で、自然のままを食せる」「咀嚼しやすく、消化にも良い」「精製されたものであっても、たんぱく質やビタミン、ミネラル、食物繊維もきちんと含まれているという点で優れた食品である」という主張もあります。

最後に和食を中心としたウェルネスな食事の合言葉として使われる「まごわやさしい」についても触れておきましょう。

こちらは、ま＝まめ（大豆、味噌、豆腐）、ご＝ごま（ナッツ類）、わ＝わかめ（海藻類）、や＝やさい、さ＝さかな、し＝しいたけ（きのこ類）、い＝いもで、健康的な食材のかしら文字を取つたもの。これらを食すことで、バランス良く栄養を摂れるといいます。たしかに、どれも健康効果の高いものなので、覚えておくと便利でしょう。

これでパフォーマンスUP!

**一汁一菜、一汁二菜の粗食が良い
余すことなく食べる思想が大事**

11　ジムが続かない人でも続けられる運動は？

健康食関連本で、かなりの割合で書かれているのが運動の重要性です。良い食習慣と運動がセットになってはじめて、健康効果が発揮されるという内容です。

中でもよく書かれているのが、食後1時間以内に10分を目安にウォーキングをすると食後の血糖値の上昇が抑えられ、カロリーを消費できるので太りにくくなるという話です。毎食後となると少しハードルが高いですが、ランチに外に出かければ必然的に歩くことになるので、お昼はオフィスで済ませず、外に出ることを意識してみましょう。

私のオススメの運動は、いつでも、どこでも、無料でできるものです。歩くことと、毎朝の簡単な体操。これだけで体脂肪率8%を実現しました。

まず、歩くこと。ランニングはハードルが高いので、どんなときもよく歩くことを心がけています。電車移動が多いのですが、ときには一駅前で降りて歩くこともあります。駅や会社（7階）、マンション（5階）ではすべて階段を使って上り下りしています。これで効率的に筋肉を使えますし、軽い有酸素運動にもなります。

歩く歩数の目安としては1万歩で、スマホアプリで計測します。実は1万歩が健康に良いというエビデンスはないようですが、目安としてわかりやすいので活用しています。

毎朝の簡単な体操は、腹筋と腕立て伏せ、背筋、スクワットという超基本的なものを、たった20回ずつですが毎日行っています。もう10年近く続けています。ジムに行くのは時間もお金もかかり、準備も必要で精神的にもしんどいものですが、毎朝この基本的な体操をやるだけなら、5分くらいでできます。無料で、準備や移動もないため、精神的な負担もかかりません。

また、ヨガも毎朝行っていますが、これも本やYou Tubeで覚えたものです。ジムで器具を使って激しく鍛えるのは辛いのですが、緩やかに呼吸とともに行うヨガは体に負担が少なく、私にとっては心地よいものです。

運動をしなきゃ！　と身構えると続けるのは難しいものですが、毎日の生活の中にいつでも、どこでも、無料でできるものを取り入れるのであれば楽です。歩くことや5分くらいの運動なら旅先でも簡単にできるので、生活のペースも乱されません。ぜひ試してみてください。

これでパフォーマンスUP！
食後に10分で良いので、ウォーキングや軽い運動をいつでも、どこでも、無料でできるものを少しずつ

12　食費を削らない

ウェルネスな食事の話をしていると、「オーガニック野菜って高いですよね？」「食生活に凝っていたら、食費が上がって大変じゃないですか？」なんて声をよく耳にします。

たしかに、食材のコストは上がりますが、一つあたりせいぜい数十円から数百円程度のことがほとんどです。何かあると食費を削ろうという発想が一般的ですが、食事が私たちの体を作っていることを考えれば、むしろ食費にこそお金をかけるべきだと考えています。
その代わり、以下のようなことを行えば、かなりの費用を質の良い食事に回せます。

・高くつくコンビニでの買い物を避ける
・お酒やたばこ、お菓子などの費用を削る
・飲み会や外食の回数を減らす
・飲食店ではドリンクの注文を減らす
・車や電車を使わずに歩く
・ジムや教室に通わず、自宅で運動する
・レジャー費や洋服代、雑貨の費用を抑える
・車をシェアカーに変更する
・半断食を行い、食事の回数を減らす
・少食を心がけ、単純に量を減らす

特に、ジムなどの固定費を削ると毎月の出費は抑えられますし、週に何度も飲みに行き、終電を逃して帰りにタクシーを利用する人は、その頻度を減らせば、相当のコストダウンに

なるはずです。

しかも、ほとんどの施策は単純にコストを抑えるだけではなく、同時に健康効果も期待できるものです。コンビニで買い物をしなくなれば添加物を避けられますし、お酒やお菓子など体に良くないものを摂取することはなくなります。歩く量を増やせば運動にもなり、半断食や少食で体は整い、少食で運も良くなる……というように、健康に良いこと尽くしです。

長期的に見ても、質の良い食事を心がければ、各種疾患のリスクも下がるので、病院や薬代、入院、通院費など、将来の医療費を大幅に節約することができます。

ウェルネスな食事は、少しコストは上がりますが、相対的に見ればむしろコストを下げ、人生のパフォーマンスを上げるという素晴らしい効果が期待できるのです。

これでパフォーマンスUP！

生活コストを下げて、食費にこそお金をかけよう
長期的には健康効果がアップし、人生は好転する！

第9章 食事改善プロジェクトでわかった「ウェルネスな食事」

食事改善プロジェクトで、社員たちはどう変わったか？

ここまで読み進めていただいた方にとって、「でも、これらの情報で本当にウェルネスは実現できるのか？」というのが最大の関心事なのではないでしょうか。

それを実証するために、私の経営する会社の4人の社員に2ヵ月間、本書の情報をもとにした食生活を実践してもらい、その後、健康診断を受けて前回の結果と照らし合わせ、どのような変化が見られたかというプロジェクトに協力してもらいました。

もともと私たちの会社では、月に1度「青果ミコト屋」という自然栽培の八百屋さんの野菜を社員に無料で配ったり、会社が指定した健康的な食を扱うお店のランチ代補助があったりと、健康経営の取り組みを行っていますので、新しい制度としてこの食事改善プロジェクトを立ち上げたのです。

この食事改善プロジェクトは2ヵ月間、月3万円までの食事補助を出し、本書の内容を参考に、調味料から食材まですべての食事の質を上げ、週に1回のメンタリング（対話）や、月に1度、プロジェクト参加者が集まって情報のシェアを行うというものです。

このプロジェクトに協力してくれたのは、27歳女性（デザイナー）、37歳女性（コンテンツディレクター）、36歳男性（アパレルディレクター）、32歳女性（エディター）の4人ですが、彼ら全員、健康診断の結果で改善が見られました。

正直なところ、ここまで良い結果が出るとは思っていなかったのですが、改めて食事の重要さを痛感することになりました。

〈4人の体験者の健康診断の結果を公開〉

Aさん（27歳　女性　デザイナー）の結果

腎機能と尿検査がBからA判定に改善。脂質は前回と同様C判定のままでしたが、LDLコレステロールや中性脂肪の数値に若干の改善が見られました。こちらは根気強く取り組んでいく必要があります。

Bさん（37歳　女性　コンテンツディレクター）の結果

体重が2kg減。LDLコレステロールが115↓101mg／dL、中性脂肪が66↓51mg／dLなどの改善が見られ、体調はすこぶる良いとのこと。ただしクレアチニンがA判定からB判定になったので、腎機能を高めなくてはいけません。

Cさん（36歳　男性　アパレルディレクター）の結果

体重75・3kgが68・8kgまで落ち、体脂肪率が20・7↓16・8%、BMIが24↓22、腹囲が90↓85cmと大幅に減少。糖代謝と肝機能がCからA判定へと劇的に改善。また血液学検査もBからA判定。尿検査が一昨年C、前回B、今回Cと安定していないので、今後の課題です。

Dさん（32歳　女性　エディター）の結果

体重が2kg、腹囲が1cm減少。尿検査がBからA判定へと改善。なぜか視力がCからA判定へと向上。もともと健康診断の結果は良かったため、その他は変わらず。ただし婦人科検診で子宮頸がんの危険性が指摘されているので、長期的に取り組まなければなりません。

次に、各人が取り組んだ内容を見ていきましょう。

【体験者1　Aさん　27歳　女性　デザイナー】

Aさんは、もともと週に2回はファストフード店に行くほどジャンクフードが好きで、まだ若いにもかかわらずLDLコレステロールや中性脂肪の数値が高く、健康診断でも2年連続「C判定」でした。食後の胃もたれがひどく、食後は何も手につかなくなるほどだったそうです。慢性的に便秘で、体重も年々増え続けていました。

彼女にまず取り組んでもらったのは、ファストフード店などのジャンクフードやコンビニの弁当を食べないようにし、野菜中心の和食スタイルに切り替えることです。和食中心にするということで、質の良い醤油や味噌を買い揃えてもらい、洋食を控えるために、思い切ってパンを食べないようにしてもらいました。

また、朝から揚げ物を食べるくらい重たい朝食だったのを、フルーツ中心の軽いものに変更。便秘を解消するために、寝起きに白湯を飲むことや、消化に時間がかかる肉を控えてもらうことなどの対策も行いました。

1週間過ぎたあたりから徐々に胃もたれがなくなり、便秘も解消され、体重が1・5kg落ちました。1ヵ月くらいは同じようなペースで取り組んでいましたが、その頃に家の引っ越しが入り、自炊ができなくなりました。一時的にコンビニ中心のご飯に戻ったところ、胃もたれが復活しました。また友人との食事会で宅配ピザを食べたところ、気分が悪くなり、次の日にニキビが3つもできたそうです。

引っ越し後は再び和食中心の質の良いものを食べるようになり、また体の調子は良くなりました。

プロジェクトの後半には、食べ方の改善にもチャレンジしてもらいました。食事中はスマホやテレビなどを見ないようにして、食べることだけに集中し、またよく噛んで食べることを意識してもらいました。改めて食事に意識を集中していなかったことや、普段はまったく咀嚼していなかったことに気づいて驚いたようです。

苦労したのは、大好きなマクドナルドやミスタードーナツのCMを見て食べたい気持ちを抑えることや、好きだったパンや乳製品を食べられないことでした。ある段階から体重が減らなくなりましたが、ご飯の量を減らし、少し落とすことができました。

プロジェクト終了後も、寝起きの白湯、フルーツ中心の軽い朝食、野菜中心の和食の晩ごはんは続けているようで、来年の健康診断が楽しみになったといいます。ジャンクフードはたまには食べるようですが、劇的に減ったそうなので、ホッとしています。

本人のコメント

「今まで食生活を見直そうと思ったことがなかったので、良いきっかけになりました。現在27歳なのですが、若いから何を食べてもいい年齢ではなくなったことを実感し、体の中から健康を意識していく必要性を感じました。

始めるまで、食事改善は大変でお金がかかるというイメージだったのですが、普段の生活の中でも改善できることがたくさんあることを知りました。食品表示をよく見るようになってから、普通のスーパーでも安全なものが買えることがわかりました。味噌や醤油などの調味料に関しては、ほとんど同じ値段で無添加や有機のものが買えます。

まずは、自分が何を食べているかを知るのが重要なんだと痛感しました。

辛かったのは、好きなジャンクフードや乳製品が食べられないことと、人とランチに行ったときに目の前でとんかつやからあげなどを食べているのを見ると、自分も食べたくなってしまうことでした。これらの揚げ物も、食べたらいけないわけではないので、今後は我慢し過ぎずに、量を考えながら適度に楽しみたいと思います。

今回、これからの食生活にずっと役に立つ情報を手に入れられたので、体のことを考えた食生活はこのまま続けていければと思います」

2020年3月	改善前の食生活
私の状況	食事改善をしようと考えたこともなく、ジャンクフードや甘いものが大好き。お弁当もコンビニが多い。お酒は週に1、2杯、たばこは吸いません。
朝食	スタンダードは食パン2枚（目玉焼きと蜂蜜バナナ）、 カレーやパスタなど朝は好きなものをガッツリ食べる。
ランチ	外食かコンビニ弁当（外食は主にうどん、パスタ、ラーメン、和定食など）。
夕食	朝と昼はガッツリ食べるため、夜は抜くことが多い。 飲み会がある時は居酒屋のご飯をたっぷり食べてしまう。
間食	ランチ後にタピオカや甘いものを食べてしまう。数年前にたばこをやめてからずっとかもしれないです。
飲み物	カフェラテ、炭酸ジュース（コーラ、オロナミンC）が大好き。食事中はお茶。
課題	お腹が空くと力が極端に入らなくなったりするので食生活を変えることが怖かった。ジャンクフードがやめられなかった。そのせいか、毎晩のように胃もたれして眠れなかった。

2020年6月	改善後　ウェルネスな食生活
私の状況	和食が基本。魚や肉も効果的に摂り入れ、バランスの良い食事。お酒は断ち、甘いものは質の良いものを少々。糖質、グルテンや乳製品も量を減らす。食事に集中し、ゆっくりよく噛んで食べています。
避ける物	添加物、コンビニの食べ物全般、加工肉、牛乳、揚げ物、質の悪いコーヒー、缶ジュースやエナジードリンク、グルテン、甘過ぎるスイーツ、プロテインやサプリメント。
朝食	白湯、フルーツ（オレンジ１つなど）、豆乳ヨーグルト。
ランチ	会社に出社した日はお弁当持参かビオセボンのお弁当。 自炊弁当は野菜たっぷりスープとゆでたまごにおにぎり１つ。
夕食	野菜や魚中心の和食メニュー。ご飯は食べて１杯。 お味噌汁、納豆を食べるように心がける。
間食	バナナ、プルーン、こだわり極プリン（無添加）。食べても１日どれか１つ。
飲み物	甘いものを飲みたくなったら、有機栽培のリンゴジュース。 よく飲んでいるのはコーン茶。
課題	夕飯を抜いてしまうことが多かったので、量を調節して、朝昼晩３食を食べるようにする。運動量を増やす。

【体験者2　Bさん　37歳　女性　コンテンツディレクター】

Bさんは、朝食を食べず、夕方に昼食としてコンビニ飯をパソコンの前でかき込み、夕食は深夜帯に外食という、「食」に対する優先順位が低い生活を長年続けてきました。コーヒー（カフェラテ）やフリスク、スナック菓子やスイーツも頻繁に食し、食事も野菜が圧倒的に少なく、バランスの良い食生活とはかけ離れていました。

ただ健康診断の結果は、血小板判定がBではあるものの、それほど悪い数値ではなかったので、なかなか改善できずにいました。

しかし慢性的にそのような生活が続いていることに危機感を抱き、また食の改善を通して、「生きるということはどういうことか」を見つめ直したい気持ちから、今回このプロジェクトに参加してくれました。

Bさんには、まずコンビニ食や外食を避け、自炊をメインにしてもらい、野菜、大豆製品を中心とした食生活に変えてもらいました。

1週間くらいで体重は1kg減り、徐々に肌質が良くなるという変化がありました。

一方、肉を制限してもらっていたのですが、手足の冷えが発生し、寝つきが悪くなってしまったため、お肉を取り入れるようにしてもらいました。聞けば、彼女は魚が苦手でほとんど食べられませんでした。大豆製品と野菜だけではたんぱく質が補えなかったのではないかと推測されます。

Aさんはお肉を魚に変更することで体が軽くなったようですが、Bさんはお肉中心の生活のほうが体に合っていたのです。人によって最適解が違うということを実感しました。

Bさんは、プロジェクト後半は体重がまったく落ちなくなったため、米の量を減らしたのですが、頭痛が出て調子が悪くなってしまいました。糖質を抜くことが体に合っていなかったのです。代案として、排出効果が期待できる玄米にチャレンジしてもらいました。すると便通が良くなり、体重がさらに1kg減りました。

また、玄米を摂り入れたこともあり、よく噛んで味わって食べることも意識してもらいました。今までは男性と同じくらいの量を食べてもすぐにお腹が空くことがありましたが、それがなくなり、満腹感が持続するようになったようです。

苦労した点は、毎日飲んでいたコーヒーをストップしたため、衝動的に飲みたくなることが1ヵ月ほど続いたこと。また、スナック菓子やスイーツをお店で目にするたび、食べたくなる欲求が強かったことでした。

対策として、コーヒーの代わりにハーブティーを飲み、スイーツを食べたくなったときは、リンゴやアサイージュースを飲んで抑えたそうです。

今後の課題は、肉の生産地などにもこだわってみることだそうです。彼女はお肉を中心とした食事なので、なるべく質の良いものを摂りたいということで、放牧牛や平飼いの鶏肉なども試していくようです。

本人のコメント

「日々の仕事に追われて『食』に関しては長年放置してきたため、この貴重な機会に取り組み、自分自身に向き合うことができて良かったと思います。

プロジェクト後は、食品を購入するときには表示ラベルを毎回確認するようになり、原材料への意識が変化しました。

また、周りの友人と食についての情報をシェアできるようになったことは、以前にはないアクションとなりました。さらに、感覚が鋭い人は食生活の大切さに気づいていると改めて感じることができました。

コロナの影響もあり、自給自足の重要性が増している中、ベランダ菜園をやってみようと検討中です。プロジェクト前の生活ではあり得ない動きです（笑）。

日々、数えきれない細胞が生まれ変わる中、細胞を作り上げているのは自らが選択する

『食物』にほかならないので、それらがダイレクトに体に影響していると考えます。そのため『食』に対する優先順位を高くすることは、自分自身を大切にするのはもちろん、周りの人を大切にすることにもつながるので、今後も続けていきたいと思います。

プロジェクト終了時に体重が減ったり、健康診断の結果が改善されたのも良かったのですが、心や細胞レベル（体の好転反応）で不思議と変化を感じられたことも印象的でした。

個々の細胞が変化すると自らの波動や感覚も変わると感じていますので、一人でも多くの方が食事改善を機に、人生そのものが少しでも好転していけばいいなと思います」

2020年3月	改善前の食生活
私の状況	自炊せず、コンビニや外食がメインの生活。夕食は深夜帯に過食し、そのまま就寝することも。野菜が圧倒的に少なく、バランスの良い食生活とはかけ離れている。嗜好品として、コーヒーは毎日。スナック菓子やスイーツも頻繁に食す。
朝食	朝食は食べない。
ランチ	仕事のタイミングで昼間の時間帯に摂らないことも頻繁に。夕方に昼食として軽食（コンビニのサンドイッチ・おにぎり・からあげ）をパソコンの前で味わわずにかき込む。
夕食	深夜帯に外食（牛丼、ラーメン、うどん、パスタ、ハンバーガー）やコンビニ弁当を過食。そのまま就寝することも。
間食	仕事中に毎日大量のフリスク（舌が青く染まる量）を摂取。スナック菓子（ポテトチップス）やスイーツ（シュークリーム）も頻繁に食す。
飲み物	毎日コーヒー（カフェラテ・ベンティサイズ）を摂取。 甘い果汁ジュースや炭酸飲料（ジンジャーエール）も好む。
課題	食事の時間があったら仕事、という考え方で、「食」に対する優先順位がかなり低いという課題が長年あった。 ストレス発散として、好きな食べ物を好きなタイミングで食べることも常習化していた。

2020年6月	改善後　ウェルネスな食生活
私の状況	コンビニ食を避け、自炊メインの食生活に。 野菜・大豆製品・肉を中心とした構成。 糖質、グルテンや乳製品も量を減らす。
避ける物	コンビニの食べ物全般、加工肉、牛乳、缶コーヒーや缶ジュース、エナジードリンク、甘過ぎるスイーツ、プロテインやサプリメント。
朝食	朝食は食べない。白湯。
ランチ	コンビニ弁当や丼物、パスタ、ラーメンなどを避け、なるべく多くの品目をバランス良く摂取できる定食や無添加のお弁当などを食す。
夕食	野菜、きのこ類、大豆製品を中心としながらも、肉はバランス良く摂り入れる。 白飯を抜く日を作ったり、玄米を食べる日を作るなど、いろいろ試している段階。
間食	なるべく摂らない。
飲み物	白湯・ハーブティー・アサイードリンク。 リンゴジュース・オレンジジュース。
課題	コロナの影響でリモート期間があったこともあり、運動量が圧倒的に少ない。

【体験者3　Cさん　36歳　男性　アパレルディレクター】

Cさんは体脂肪率が20・7％とやや高く、腹囲が90㎝（85㎝未満推奨）、BMIも24と基準値内ではあるものの肥満傾向でした。健康診断の結果も、糖代謝、肝機能、尿検査などがC判定。30代も後半に差し掛かったということもあり、体が重くパフォーマンスの低下を実感するようになっていました。

Cさんにはまず、お酒を減らすことにチャレンジしてもらいました。プロジェクト前までは毎晩2～3杯は必ず飲むという無類のお酒好きだったので、いきなりやめるのは難しいと判断し、まずは1日1杯にしてもらいました。

また発泡酒かビール中心だったものを、発泡酒は完全にやめて、ビールは少々、ハイボールやレモンサワーなどの焼酎系やウイスキーに変えてもらいました。

始めて5日目頃から朝の目覚めが良くなり、1週間を過ぎたあたりから、むくみがとれて体が軽くなるという効果を実感しました。

次に、平日は完全に断酒してもらいました。初日から3日目まではお酒を飲みたくなりましたが、4日目からはお酒を欲しなくなりました。その代わりに甘いものを食べたくなったそうです。お酒を飲んでいたときは甘いものはまったく食べていなかったので、この変化には驚きました。やはりお酒と甘いものはストレスへの防衛反応のひとつなのか、現代社会ではどちらかをある程度、欲してしまうものなのかもしれません。

ところで、平日のお酒を断ったことで大きな変化がありました。それは便です。お酒を毎日飲んでいたときは翌日、便がゆるいことが多かったのですが、それがほぼなくなりました。また2週間で3kg減と体重もかなり落ちたのです。

お酒以外に取り組んでもらったことは、肉を控えめにする、添加物を抜く、調味料などをオーガニックのものに変更する、たまにサラダだけの食事にする、などです。

変化としては、もともと濃い味付けが好きだったのですが、薄い味付けでも満足できるようになりました。逆にスナック菓子を食べて嘔吐したり、カップ麺などは塩辛く感じて具合が悪くなったりするようになりました。

プロジェクト後半は、軽い運動にも取り組んでもらいました。移動時はすべて階段を使い、毎日1万歩を歩くようにし、朝は「7分間ワークアウト」というアプリをもとに基本的なトレーニングを行いました。ジム通いは続かなかった経験がありましたが、これは簡単ですぐに終えられるので、プロジェクト後も続けているようです。

また、グルテンフリーにも挑戦してもらいました。知識がまったくなかったので、本書やネットなどで情報を集め、それを覚えて実践するのはハードルが高かったようです。しかしながら、よくよく調べていくと、意外とグルテンカットでも食べられるものが多くて驚いたそうです。

苦労したことは、やはりお酒ですが、甘いもので代用するのも良くないということで、食事量を増やす、炭酸水を飲む、帰宅後すぐにお風呂に入るなどの対策で、抑えられるようになりました。

現在、お酒は週末のみＯＫとしており、無理をし過ぎないスタイルに落ち着いています。今のところ体の調子も以前より良く、精神的にも安定しているようです。食生活についてはプロジェクト中の内容をそのまま続けています。

本人のコメント

「今まで数々のダイエットにチャレンジしてきましたが、食事を摂らないダイエットが多く、失敗の連続でした。リバウンドしたり、体調を崩したり……。

今回の食事改善では、食べ方や食べるものの質（添加物なしなど）、食べるタイミングを意識すれば、食事を普通に摂っても体重を減らせることがわかって驚いています。

しかも二つのＣ判定がたった２ヵ月の取り組みでいきなりＡ判定へと改善され、10年振りに体重が60kg台になったのは嬉しかったです。

体重が減ったこと以外にも、朝の目覚めが良くなり、日中に眠くなることがなくなりました。さらに、むくみがとれて体が軽くなり、疲れにくくなりました。便の改善も思わぬ収穫でした。

正直なところ、お酒を制限するのはとても辛いので、今後も週末のみOKということにして、種類をビールや発泡酒から焼酎やウイスキーに変更しながら、無理をせずに続けていければと思います。食事の改善や軽い運動はそのまま続けていきます。

何より、食と運動の改善を通して、新しい自分のライフスタイルの礎のようなものができたのが良かったです」

2020年3月	改善前の食生活
私の状況	食生活についてあまり深く考えず、毎晩の晩酌、ラーメンやうどんなど麺類が主食。食事に時間はかけず早く済ませていた。お酒、たばこの制限も特になし。BMI面でも肥満になるので、改善していきたいと思っていた。
朝食	食べないことが週2、3回あり、コーヒーのみで済ます。食べてもコンビニのサンドイッチやおにぎり。食事よりも睡眠を優先させることが多い。
ランチ	ラーメンやうどん、中華食堂などでがっつり系で濃い味の食事がメイン。時間がないので、コンビニで買う菓子パンだけのときも。
夕食	ほとんど摂らずに、夜中にお酒とつまみで晩酌をする。 つまみはポテトチップスや濃い味のスナック菓子。
間食	甘いものは摂らずに、駄菓子やスナック菓子を摂ることが多い。
飲み物	コンビニや自販機でジュースを頻繁に購入。ときにはエナジードリンクも。お酒も毎晩飲む。
課題	お酒を飲みたいために夕食をなくしていた。 深夜に晩酌をすることが多く、食べ過ぎることもしばしば。 ジャンクフード、ラーメン、濃い味の食事が好き。

2020年6月	改善後　ウェルネスな食生活
私の状況	菜食中心の粗食が基本。魚や野菜、海藻を多く摂り入れ、バランスの良い食事。お酒は平日は断ち、甘いものは質の良いものを少し。糖質、グルテンや乳製品も量を減らす。
避ける物	添加物、コンビニの食べ物全般、加工肉、牛乳、揚げ物、缶コーヒーや缶ジュース、エナジードリンク、グルテン、甘すぎるスイーツ、プロテインやサプリメント。
朝食	味噌汁と雑穀米に納豆、アボカドと海藻を中心とした簡単なサラダ。週に1～2回程度は食べずに半断食も行う。パンはたまに食べる程度。加工肉、牛乳は摂らない。
ランチ	オーガニックのお弁当や和定食、たまに十割そばなど。サラダのみの日も週に1回作る。
夕食	オーガニックを中心としたサラダとサバの水煮（缶詰）。肉は週1回程度。外食は2～3ヵ月に1回程度と控える。
間食	ノースカラーズ社のお菓子を中心に、無添加のものを基本とする。1ヵ月に2～3日は砂糖断ちを行う。
飲み物	朝は白湯、日中はマイボトルに紅茶、夜は炭酸水。コーヒーは無糖のブラックを1日1杯程度。お酒も添加物がないものを選び、基本は焼酎かウイスキー。
課題	栄養バランスのコントロールを極める。お腹周りの贅肉がまだあり、BMIも高めなため、体重減少を狙う。7分間ワークアウトを継続し、有酸素運動も週1回取り入れる。

【体験者4　Dさん　32歳　女性　エディター】

Dさんは、健康診断の結果は尿検査がB判定、視力がC判定、ほかはすべてA判定と比較的良かったものの、婦人科検診で子宮頸ガンの危険性が指摘されたため（現在は軽度の異形成）、長期的な目線で食事の改善に取り組む必要がありました。

まず、コンビニやファストフード、出来合いの惣菜が中心の食生活を、自炊中心に切り替えてもらいました。また体になるべく悪いものが蓄積しないように、食材や調味料も無添加のものを積極的に取り入れました。

さらに毎日５００mlペットボトル1～2本ほど飲んでいたコーヒーの量を減らし、途中からはハーブティーやルイボスティーに変更。また間食を控え、できるだけグルテンフリーのものを選ぶように意識してもらいました。

彼女は特に便秘がひどかったので、排出効果の期待できる玄米を摂り入れ、消化に時間がかかる肉を控えてもらい、大好きだった乳製品も控えてもらいました。

2週間程度で大きな改善が見られたのは、便秘でした。以前は1週間出ないのが普通で、ひどいときは10日間も出ないことがありましたが、3日に1度は出るようになりました。

それと並行して目覚めが良くなり、生活リズムが整い、体が軽くなりました。人生で初めて「体調が良い」と実感したそうです。

また以前は夜、足がパンパンにむくんで辛かったのですが、むくみがなくなりました。体重は変わらずでしたが、コロナ禍の中、体重が増えなかったので一定の効果があったといえます。

問題となったのは、肉の摂取です。量を徐々に減らしていき、途中からは完全に抜くようにしたのですが、体力が落ち、風邪をひくなどして体調を崩しました。また肉の代わりに魚を食べてもらっていましたが、彼女は魚がもともと好きではないのでストレスになっていました。そこで、肉を食べるように戻して調整を図りました。

また、一度玄米をやめたところ再び便秘に悩まされるようになり、再び玄米を食べるようにしてもらいました。

プロジェクト後半は、野菜をさらに多く摂取するため、野菜入りの味噌汁を毎日飲むようにしてもらいました。また揚げ物など油っこいものを避け、砂糖も控えるようにしてもらいました。

汁物が入ったことによる変化か、総合的な取り組みかは定かではありませんが、この頃から食事の全体的な量が減ってきました。それまでは成人男性の１・５人前くらい食べるのが普通で、腹八分目の感覚がわからず、満腹になるまで食べないと気が済まなかったようですが、「お腹いっぱいという感覚が気持ち悪い」と感じるようになったそうです。

後半の取り組みによって改善されたのは、オイリー肌の改善でした。それまでは肌（特にTゾーン）がオイリーすぎてテカっているのが悩みだったのですが、それがすっきりしてなくなり、また吹き出ものができることも少なくなりました。

特に苦労したのは、チーズやバター、アイスが食べられないことでした。自炊する上でチーズやバターが使えないと意外とレパートリーが減るということもあったので、後半は少し摂るようにしていきました。

また、前半は間食を一切なしにしていたのですが、やはり辛いとのことで、後半はハイカカオのチョコレートや豆乳ヨーグルトにはちみつをたらしたもの、チョコレート味の寒天ゼリーや米粉のパウンドケーキなども作って食べるようにしてもらいました。

本人のコメント

「食生活を改善したことで、長年、悩みの種だった便秘が解消され、朝すっきり目覚められるようになり、むくみがとれ、オイリー肌が改善され、取り組んで良かったです。

特に、無添加の食材や調味料にはこだわり続けたいと考えています。体が軽くなり、明らかに体質が変わったという実感があるからです。

乳製品やお肉などの制限はどうしても続かないのですが、添加物をできるだけ摂取しない食事は、コンビニやスーパーでも注意深く見ていけばチョイスできるので、長く続けていけそうです。

また、玄米を抜くとやはり便秘気味になるため、玄米も続けたいと思っています。

肉を制限して体を壊したり、間食をしないことでストレスになったりしたこともあったので、あまり制限し過ぎず、バランスよく量を考えて食べれば良い、ということがわかったのも良かったです。

あとは、少しでも良くない調味料や油を使っていると、すぐ気持ち悪くなるなど、食べ物が体に及ぼす影響が強くなったのも印象的でした。これは好転反応だと思っているので、食べるものがダイレクトに体に影響する生活に慣れていきたいです。そのほうが、長期的には体にとって良い気がします」

2020年3月	改善前の食生活
私の状況	好きなものを好きなときに食べるような生活。忙しい時期は手軽に食べられることを優先し、ファストフードやコンビニが多くなりがち。
朝食	食べないことがほとんど。たまに豆乳を飲む程度。食べたとしても、コンビニでサンドイッチや菓子パンを買う、もしくは朝マックなど。
ランチ	コンビニで買ったおにぎり2つか3つとホットスナック系が多い。たまにランチに行く際は、魚の定食屋かパスタの店が多い。その日に食べたいものを食べている。
夕食	コンビニ弁当か、オリジン弁当がほとんど。たまに自炊したときは、簡単にできるパスタが多い。日本食を作ることもあるが、月に1～2回程度。
間食	コンビニスイーツや菓子パンを週に2～3回は食べていた。仕事中はチョコレート菓子が多い。
飲み物	毎日500mlペットボトルのコーヒーを1～2本飲む。家ではコンビニで買った緑茶かほうじ茶。
課題	手軽さだけを追求した食生活を変える。 夕飯はコンビニや弁当店で買うことをやめ、自炊する。 コーヒーを飲む量を減らし、飲むならオーガニックの豆を使ったものにする。

2020年6月	改善後　ウェルネスな食生活
私の状況	自炊にも慣れ、食材を買う際は裏の表示を見て何が入っているのかを確認するようになった。時間がない日はいつもならコンビニで済ませていたが、今は食べるものに相当気を使うようになった。
避ける物	添加物、コンビニの食べ物全般、加工肉、乳製品、揚げ物、インスタントコーヒー、菓子パン、お菓子、グルテン。
朝食	味噌汁と玄米はマストで。玄米に合わせるのは納豆が多い。たまに前日に作った副菜の残りを。副菜は野菜中心。白和えやほうれん草のおひたしなど。時間がない日は豆乳ヨーグルト。余裕のある日はサラダプレート（レタス、アボカド、トマトのほか目玉焼き、玄米）。
ランチ	基本は玄米と味噌汁、主食には鶏肉を使ったおばんざいを作る。たまに肉を抜いた野菜のみの惣菜を食べることも。外食時は魚の定食かSoup Stock Tokyoが多い。たまにオーガニックのお弁当やパンとサラダ。
夕食	基本は玄米と味噌汁、主食には鶏肉を使ったおばんざいが中心。週に1回程度は豚肉にしたり、サーモンなど比較的自分が食べられる魚介を使った和食。外食はあまりしないが、食べるなら和定食が食べられる場所を選ぶ。
間食	ほとんど食べなくなったが、食べるときはナッツかマクロビ派ビスケット、月に1回くらいハーゲンダッツのバニラアイス。ときどきハイカカオのチョコレート。
飲み物	コーヒーは週に1回、オーガニックコーヒーを飲む程度。ほとんどオーガニックのハーブティーかルイボスティーを飲む。
課題	魚を使った料理が自分でできないため、食事のレパートリーが限られてしまっている。また、和食以外での自炊メニューを増やし、ストレスを感じることなく無添加の食事を続けられるようにしたい。

このように、プロジェクト参加者全員に良い体の変化が見られました。各人とも特別な対策を行ったわけではなく、本書を参考にしながら、日常的に無理なく行えることを続けただけです。

印象的だったのは、やはり人それぞれに違った対策が必要ということです。

たとえばAさんとCさんは肉を魚に変更することで体重が落ちて体が軽くなりましたが、BさんとDさんは魚が好きでないこともあり、逆に調子が悪くなってしまいました。

ほかにも、糖質制限したほうが良い人もいれば、逆に糖質制限でパフォーマンスが落ちる人もいました。玄米を食べたほうが良い、反対に玄米はあまり体が受け付けない、朝食を抜いたほうが良い、朝食を食べたほうが調子が良いなど、さまざまな点で人によって違いが出ます。

さらに、Dさんは添加物に一番反応しましたが、Cさんはグルテン、Aさんは食べ方で違いが出るなど、嗜好の差も出てきます。

人それぞれに体質も環境も趣味嗜好も違うので、結局は情報をもとに自分で抜き差しして体と向き合いながら、自分にとっての最適解を導き出し、時間をかけながら最強のポートフォリオを作っていくしかないのです。

もう一点、印象的だったのは、情報交換の重要性です。体験者4人と私は定期的に情報交換をしながら進めていきました。「私はこれを試して良かった」「これは私には合わなかったけど、試してみては？」などと、各人が自分の体験をシェアし合うことで、対策の幅が広がったり、スピードが上がったりしました。

食事を改善する際は、一緒に取り組む仲間を見つけたり、コミュニティに属したりするなど、情報をシェアし合う環境があると、より取り組みやすくなります。

食事のポートフォリオの作り方

この食事改善プロジェクトに出てきた食事のポートフォリオについて、説明しておきましょう。

作り方は簡単です。まず現在の食生活についての状況と、朝食、ランチ、夕食、間食、飲み物を記録します。また、現在の自分の課題がどのようなものなのかを書き込みます。

次に本書を読んでいただき、これから取り組む食生活について、避ける物、朝食、ランチ、夕食、間食に食べるもの、飲み物、さらに重点課題をシートに記入し、実際に取り組んでいきます。

最後に、ゴール設定した日時に状況を記入し、その時点でのポートフォリオを作ります。記入することで、自分の現在の状況を俯瞰して見ることができますし、どのような状態を目指すのかも明確になります（巻末にフォーマットがあります）。

最初は、２週間に１度くらいは確認し、変更したほうが良いところは変えながら、ブラッシュアップしていきます。おおむね２ヵ月くらいで自分のスタイルが固まってきますので、そこからは１～２ヵ月に１度程度、緩やかに更新していくと良いでしょう。１年後くらいには確固たるポートフォリオができ、２～３年で最強のポートフォリオができあがります。

もちろん、年齢やライフステージによって変化していきますので、つねに自分の体の声に耳を傾け、毎日の食事を微調整していきましょう。

最強のポートフォリオを一度完成させておけば、経験値が上がりますので、調整は容易になるでしょう。ちなみに、私自身のポートフォリオはこのように変化しました。

2011年4月	改善前の食生活
私の状況	食生活についてあまり深く考えず、とにかく時間をかけず、できるだけ安く簡単に食べられるもの。お酒、たばこ、甘いものの制限も特になし。
朝食	コンビニのサンドイッチや菓子パン、コーヒーショップでスコーンとカフェラテで軽く済ます。すぐに仕事がしたいので、まったく気にかけていない。
ランチ	コンビニの弁当か、定食店や中華料理店などでがっつり系。カレー屋を巡ることもしばしば。時間がないので、コンビニで買う菓子パンだけのときも。
夕食	とにかく早く簡単に済ませたいので、コンビニか外食がほとんど。安くて量の多いものが良いので、牛丼や天丼、スーパーのお惣菜（がっつり系）、ラーメンなどが主流。高級レストランにも行くが、選択の基準が定まっていない。
間食	毎日仕事で疲れたらチョコやうまい棒などの駄菓子をコンビニで購入。毎晩のようにコンビニのスイーツ。食べたいときに食べるスタイル。
飲み物	ラテを1日に３～４杯。コンビニや自販機でジュースを毎日のように購入。ときにはエナジードリンクも。お酒も量は少ないものの普通に飲む。飲み会なども多い。
課題	食事の時間があったら仕事か遊びかという考え方で、食事に向き合うことがなかった。なかなか興味を持てないし、何を食べても大して変わらないと思っていた。

2020年6月	改善後　ウェルネスな食生活
私の状況	菜食中心の粗食が基本。魚や肉も効果的に取り入れ、バランスの良い食事。お酒は断ち、甘いものは質の良いものを少々。糖質、グルテンや乳製品も量を減らす。
避ける物	添加物、コンビニの食べ物全般、加工肉、牛乳、揚げ物、質の悪いコーヒー、缶ジュースやエナジードリンク、グルテン、甘すぎるスイーツ、プロテインやサプリメント。
朝食	納豆、アボカドとブロッコリーを中心とした簡単なサラダ、果物をローテーションしながら、週に3回程度は食べずに半断食。パンはたまに食べる。加工肉、牛乳は摂らない。
ランチ	オーガニックのお弁当、MUJIカフェやオーガニックレストランのランチ、和定食、玄米のおにぎりと味噌汁。たまにカレーなど。1ヵ月に1度は食べずに断食。
夕食	一汁二菜の粗食が中心。オーガニックを中心とした菜食ベースで魚は週に3～4回、肉は2～3回程度。月に1～2回、主に会食で外食（その際は自由に食べる)。食材は主に大地を守る会で購入。
間食	ノースカラーズ社のお菓子、Sahale Snacksのナッツ、カカオ70%以上のチョコ、こだわり極プリンなど、無添加のものが基本。週に2日程度は砂糖断ちを行う。
飲み物	朝は白湯、日中はマイボトルに水。夜は炭酸水（リンゴ酢や梅で割ることも)。週に1度Sky Highの野菜ジュース。コーヒーはソイラテを週に2～3回程度（デカフェのときも)。
課題	たんぱく質をもう少し摂るように心がける。甘いもののコントロールを極める。痩せているため、ほんのり体重の増加を狙う。運動量を少し増やしていく。

【朝食はこう変わった】

以前は、朝食はコンビニのサンドイッチやパンか、スタバなどでコーヒーとスコーン、もしくは食べないという状況でした。

現在は、朝起きたら白湯、朝食は納豆やアボカドとブロッコリー、アスパラガスを中心とした簡単なサラダ、果物などをローテーションしながら、週に3回程度は食べずに半断食を行っています。もちろん、加工肉、牛乳や乳製品も摂りません。グルテンも控えたいので、パンも土日のどちらかにクロワッサンなどを少し食べる程度です。

【ランチはこう変わった】

コンビニの弁当か、レストランの定食や中華料理店などでがっつり系のメニューを頼むことが基本でした。カレーが好きだったので、カレー専門店を巡ることも。時間がないときは、コンビニで菓子パンだけのことも少なくありませんでした。

現在は、オーガニックのお弁当（ビオセボン）や玄米のおにぎりと味噌汁（渋谷ヒカリエの「結わえる」など）、ＭＵＪＩカフェ、会社近くのオーガニックレストランのランチ、魚メニューが充実した和定食のお店などです。

カレーは、脂っこさとスパイスが少々体に合わないと感じるようになったので、たまに食べる程度です。

コンビニに頼らざるを得ない日は塩おにぎりと豆腐や納豆、バナナなどを食べます。

1ヵ月に1回程度は、朝食と昼食の両方を抜いて断食しています。

【夕食はこう変わった】

以前はとにかく早く、簡単に済ませるため、コンビニかスーパーのお惣菜（揚げ物中心）、外食がほとんどでした。牛丼や天丼、ちゃんぽんなどを好んで食べていました。

現在は、ご飯に味噌汁、メインの料理と副菜のみの一汁二菜の粗食がほとんど。メインの一品も手の込んだ料理ではなく、シンプルに素材を活かしたものを心がけています。もの足りなさそうに感じられるかもしれませんが、素材が良いと滋味深い味になり、満足度は非常に高くなります。味も量も、安心感という意味でも、今は家で食べるご飯が一番美味しいと言い切れます。

食材はオーガニック中心で、主に大地を守る会で購入しています。魚は週に3〜4回、肉は2〜3回程度食べます。会食や飲み会は極端に減らしました。

月に1〜2回は食の多様な楽しみ方を感じたいため、話題のレストランに行き、その際は何でも自由に食べるようにしています。

【間食はこう変わった】

以前は、毎日のように、仕事で疲れたらチョコや駄菓子をコンビニで購入して食べていました。また、コンビニでは毎晩スイーツを購入。食べたいときに、食べたいものを好きなだけ食べるというスタイルでした。

現在は、無添加のものを買い溜めしておいて、少しずつ食べるのが基本です。

また、週に1～2日は完全に甘いものを抜いて、砂糖断ちを行っています。砂糖を抜いたほうが、やはり体の調子は良くなります。でも、正直なところ、甘いものの誘惑には負けてしまいます。

【飲み物はこう変わった】

以前は、カフェラテを1日に3～4杯。ジュースは、コンビニや自販機で毎日のように購入。ときにはエナジードリンクも。お酒は、量は少ないものの普通に飲んでいました。飲み会も頻繁にありました。

現在は、朝に白湯、日中はマイボトルにお湯や水、夜は水か炭酸水（リンゴ酢や梅で割ることも）です。週に1度程度、渋谷の「Sky High」という店の100％生の野菜ジュースを飲みます。コーヒーはソイラテに変更し、2〜3日に1回程度にして、カフェインの摂取量を制限しています。豆は農園から焙煎まで透明性の高い「ONIBUS COFFEE」のものを選んでいます。

お酒はほとんど飲まず、飲むとしても1ヵ月に1回、1杯程度。飲み会にもほとんど行かなくなりました。会食は、できるだけランチタイムを活用しています。

【やめたもの】

まえがきでもお伝えしたように、「やる」ことより、「やめる」ことにフォーカスしたほうが、ラクで効率が良いといえます。

私がこの10年間でやめたのは、以下のようなものです。

・コンビニでの買い物
・お酒、缶コーヒー、ジュース、エナジードリンク
・ファストフードやチェーン店での食事（特にラーメンと牛丼）
・ご飯の大盛りやおかわりなどの過食

・肉（まったくやめていた時期もあるが、今はたまに食べる程度）
・グルテン（すべてではなく、気をつける程度）
・添加物の入ったもの
・精製された砂糖や塩が入ったもの
・乳製品全般（外食時に食べる程度）
・加工肉や揚げ物

これだけでも、脂質、糖質、添加物、グルテン、カゼインなど、体に負担になるものがかなり避けられます。

【現在の課題】

たんぱく質が少ないのと、甘いもののコントロールが完璧ではないのが課題です。
また、体重がなかなか増えないので、ほんのり体重の増加を狙っています。ヨガやストレッチは毎日行っていますが、有酸素運動が少ないので量を増やしたいと思っています。

本書の情報から導き出した「ウェルネスな食事」36ヵ条

「ウェルネスな食事」を巡る旅も、ついに終わりに近づいてきました。

さまざまな情報を横断的に見てきましたが、どの食材や食べ方にも賛否両論あり、「正直、混乱しています」「考えるのがしんどい」という方も多いのではないでしょうか。正反対の意見を、エビデンスをもとに示されるのですから、そう思うのも当然でしょう。しかしながら全体を網羅して俯瞰してみると、ある程度の傾向が摑めると思います。ここでは大量の情報から導き出した2020年9月時点での「ウェルネスな食事」についてまとめてみました。

今後、情報がアップデイトされれば少しは変わる可能性があるかもしれませんが、普遍性のある内容がほとんどなので、今後の食生活の指針にしていただければ幸いです。

【主食について】

・野菜はたくさん食べる。オーガニックを推奨するけれど、そうでなくてもOK。
・魚はたくさん食べる。特に新鮮な青魚がいい。
・肉はほどほどに食べる。放牧や平飼いのもの、ヒレ肉などの脂肪が少ない部位がオススメ。食べなくても問題はなく、それにより各種疾患のリスクが下がる可能性がある。
・エビ、カニ、イカ、貝などの海産物はほどほどに食べる。
・米、パンなどの穀物は、できれば未精製のものを意識する。米なら玄米（炊き方に注意）、雑穀米、分づき米、パンなら全粒粉か全粒粉入りのもの。精製されたものを食す場合は、量を控えめにしてゆっくり食べることを心がける。

【食べて良い】
・納豆や豆腐を中心に大豆製品を摂る。
・オメガ3、6、9の油をバランス良く摂る。
・海藻やきのこを食べる。
・味噌汁を定期的に飲む。
・卵を食べるなら、1日1個を目安に。
・「まごわやさしい」を意識する（168ページ参照）。
・果物は食べ過ぎない程度に食べる。空腹時か食後かは各自で判断が必要。
・間食には無塩でローストされたナッツやカカオ70%以上のチョコレート、無添加のお菓子がオススメ。

・体に合うのであれば、ヨーグルトやチーズを食べる。ただし嗜好品扱いにして、健康的な効果は期待しない。植物性のヨーグルトも視野に入れる。
・コーヒーは1日4杯程度まで、カフェイン耐性を見極めながら飲む。お茶は積極的に飲む。飲む際の温度にも気をつける。
・お酒は量を控える。飲むならワインや焼酎が比較的良い。おつまみにも注意を払う。

【控えたほうが良い】

・牛乳は控える。
・精製された砂糖、塩、化学調味料は控える。
・加工肉、揚げ物、お菓子、清涼飲料水、プロテインは控える。
・添加物がたくさん入ったものは控える。
・炭水化物、糖質の食べ過ぎに注意する。
・塩分は摂り過ぎない。
・グルテンはできれば控える。
・サプリメントを飲むなら、気休め程度だと考える。プラセボ効果に期待。

【食べ方】

・食材は身土不二、旬のものを心がける。
・陽性、陰性の食材をバランス良く摂り、中庸を心がける（マクロビの発想）。
・自分の体質に合った食事を意識する（アーユルヴェーダの発想）。
・調理は揚げ物や焼いたものより、蒸す、茹でるなどを優先させる。
・たまに断食して体を整える。
・つねに少食を意識する（人生が好転することを意識）。
・よく噛んで食べる。
・食べることに集中して食事をする（仏教の食べる瞑想の実践）。
・朝食を食べるのであれば量を少なめに。和食がオススメ（フルーツだけは各自判断）。
・血糖値の急上昇に気をつけて、ゆっくり食べる。
・食べる順番に気をつける。野菜や肉・魚などを先に食べて、糖質の高い炭水化物は後で食べます。
・アレルギー検査などで自分の体を知った上で対策を行う。

おわりに

２０２０年春のコロナ禍は、ベトナムで過ごしました。強硬なロックダウンが行なわれたため、すべてのお店が閉まり、交通手段も断たれ、外出もままならない状態となりました。そんな中でも、病院や薬局を除いて唯一開いていたのがスーパーや食材店でした。改めて「食」は私たちの生活の根源であることを強く認識することになりました。

また、食材を買いに行くのが息抜きになったり、外出できないために食事の時間が楽しみになったり、自炊の重要性に気づくなど、コロナを通して「食」への関心はますます高まりました。

コロナウィルスに対処するために、自己の免疫力を上げる必要性にも迫られています。「食」の改善は、その有効な手段の一つといっても過言ではないでしょう。

なぜなら、「食」ほど私たちにとって身近で、かつ体に直接的に影響してくるものはないからです。1日2〜3回、年間１０００回前後、その機会が訪れますし、それがそのまま自分たちの体の血肉になっていることを思えば、人生の核ともいえます。

食事の一回一回に気を配るのは、日常をしっかり吟味して丁寧に生きるということですし、何より自分を大切にすることです。自分を大切にすることで心が整い、マインドフルに日々を過ごせます。また自分が満たされていれば、他人や物事にも寛容になり、そのような関係が広がっていけば、穏やかで平和な世界の実現にもつながります。

しかしながら、大事な「食」について、多くの方が意外とよく知らなかったり、軽んじていたりするのが実際のところだと思います。学校でも詳しく習いませんし、食事をするのは当たり前のことで、「美味しい／不味い」「好き／嫌い」の話はあっても、「体にとってどういう影響があるのか」という話をすることはあまりありません。

外食時も特別なディナーなどをのぞくと、なるべく安く、量が多く、手っ取り早く食べられれば良いというような、ぞんざいな扱いになっていることが多いのではないでしょうか。

ところが、いったん「食は自分たちの体を構成している核となるもの」「食事こそクリエイティビティを高め、生活や仕事のパフォーマンスを上げることができる」と認識すると、「今まで自分は一体何を食べてきたのだろうか」とハッとさせられることになります。

そして、いざ改善しようとしてネットで調べ、健康食関連の本を読んでも、情報が錯綜していて、どれを信じていいのかわからない……という状況に陥ってしまいます。

また私たちの生活には、加工食品や揚げ物、お菓子、添加物、精製された品などが驚くほど染み付いているので、何から手をつけていいのかわからず、そのうち「今は健康だから、大丈夫だろう」と興味をなくしてしまうのです。

そのため、本書によって、まずはどういう情報があるのか、肯定派と否定派では主張がどのように違うのかを知り、その中でも自分にとって心地よくベストな選択肢はどれなのかを探っていく手がかりになれば幸いです。それを実現するための情報を詰め込んだ自負はあります。

もちろん、躍起になったり、悲観的になったりする必要はありません。自分の体が喜ぶことが大切ですから、楽しみながらゲームを攻略していくくらいの感覚で、自分なりのウェルネスな食事のポートフォリオを組み立てていきましょう。

また「食」に意識を向けていると、なにせ回数が多いので、つねにいろいろな思考を巡らせることになります。すると、自分自身のクリエイティビティが高まり、食事の時間はもとより、生活自体がどんどん充実していきます。その結果として、体の状態が整い、パフォーマンスが上がるという好循環が生まれるのです。

私は、「食」の選択は人生そのものだと思っています。「食」が人を作り出していることを考えれば当然ですし、その選択に個性や生きざまが見えてくる点も見逃せません。

たとえば私はベジ志向なので、もしも「毎日3食、肉を食べれば長生きできますよ」といわれても、そこまで食べたいとは思いません。もちろん環境や動物愛護や搾取などの問題もチラつきますが、単純にそこまで好きではないので、無理して食べても心地よくないからです。

体に悪いとされるものを避け、良いとされるものをできるだけ摂り入れ、自分の体と向き合いながら最強のポートフォリオをまとめていく。自分にとって心地のよい選択かどうか、自分はどのようなものに価値を感じるのかという、個性や生きざまをそこに重ね合わせていけば、より人生は充実するはずです。

そうすることで日々をマインドフルに過ごせ、ウェルネスの実現が可能になり、アフターコロナ、人生100年時代を軽やかに生きていけるでしょう。

巻末リスト1　著者が実際に体験した、自分の体を知るための検査

※検査の名称や内容は2020年9月現在のものです。

〈フードアレルギー検査〉　アンブロシア社の IgG 食物過敏フルパネル

219項目の食物アレルギーが調べられる優れもの。自分で採血して送ると、後日郵送にて結果が送られてきます。私はこれでカゼインや小麦、一部のナッツ類にアレルギーがあることが判明しました。

https://www.ambrosia-kk.com

〈遺伝子検査〉　ユーグレナ社の遺伝子解析サービス

健康リスクや体質の遺伝的傾向と祖先のルーツの約300項目を解析できます。唾液を送るだけで、結果はWebで見られます。ユーグレナはほかにも「アルコール体質遺伝子チェック」や「酸化度チェック」などいくつかのキットが販売されており、すべて同じWebサイト内でチェックできるので便利です。私は大腸や腎臓、食道、前立腺の疾患リスクが高い傾向でした。疾患以外にもアルコール体質やカフェイン耐性、祖先解析、代謝、ストレス耐性などまで幅広い結果が見られて面白いです。

https://myhealth.euglena.jp

〈腸内フローラ検査〉　ユーグレナ社の腸内フローラバランスチェック

腸のタイプや腸内細菌の多様性や種類ごとの数値などがチェックできます。採便したものを送るだけで、こち

らも結果はＷｅｂで見られます。私は肥満を予防する働きが強いタイプで、多様性は平均的。エクオール産生菌（大豆などによる）が非常に多いことがわかりました。

https://myhealth.euglena.jp

〈血糖値の測定〉　アボットジャパン社のFree Styleリブレ

血糖値のデータを簡単に測ることができる機器です。専用のセンサーを腕に装着して、小型の測定装置をかざすと数値をチェックできます。採血の必要がないので簡単です。私は気になる食材を食べた後の数値や、普段の食事と外食時の数値を比べるなど、定期的に測定しています。

https://www.myfreestyle.jp

〈カフェイン耐性検査〉　ジェネシスヘルスケア社のジーンライフジェネシス2.0

３６０項目について遺伝子を徹底的に解析してくれる検査キット。こちらはカフェインに限ったものではありませんが、カフェインの消費量、カフェイン代謝の速さ、カフェインによる不安の感じやすさなど、詳しく知ることができます。私はカフェイン耐性がやや弱いことが判明し、コーヒーの量を制限するようにしました。

https://genelife.jp

巻末リスト2　調査の参考となった健康食関連本200冊のリスト

オススメの100冊とその他の100冊を分けてピックアップしてみました。オススメの100冊は一つ一つの本のクオリティの高さというより、これらを横断的に読むとある程度の傾向がわかるという視点で選んでいます。その他の100冊の中でも、本としての完成度が高いものはたくさんあります。

※順不同、肩書きは出版当時のもの

〈オススメの100冊〉

1. 世界一シンプルで科学的に証明された究極の食事（東洋経済新報社）津川友介［UCLA助教授］
2. 医者が教える食事術（ダイヤモンド社）牧田善二［医師］
3. 最高の食養生（評言社）鶴見隆史［医師］
4. 医師が実践する超・食事術（サンクチュアリ出版）稲島司［医師］
5. 「いつものパン」があなたを殺す（三笠書房）デイビッド・パールマター［医師］
6. 病気を防ぐ「腸」の時間割（SBクリエイティブ）藤田紘一郎［東京医科歯科大学名誉教授］
7. フィット・フォー・ライフ（グスコー出版）ハーヴィー・ダイアモンド［医学博士］
8. チャイナ・スタディー（グスコー出版）T・コリン・キャンベル［コーネル大学教授］
9. 太らない、病気にならない、おいしいダイエット（光文社）ウォルター・C・ウィレット［ハーバード大学院教授］

10. 炭水化物が人類を滅ぼす（光文社）夏井睦［医師］

11. 粗食のすすめ（新潮社）幕内秀夫［管理栄養士］

12.「砂糖」をやめれば10歳若返る！（ベストセラーズ）白澤卓二［順天堂大学大学院教授］

13. 人の運は「少食」にあり（講談社）町田宗鳳［広島大学教授　僧侶］

14. 欧米人とはこんなに違った日本人の「体質」（講談社）奥田昌子［医師］

15. 疲れない脳をつくる生活習慣（プレジデント社）石川善樹［医学博士］

16. 長生きしたければ朝食は抜きなさい（河出書房新社）東茂由［医学ジャーナリスト］、甲田光雄［医学博士］

17. この4つを食べなければ病気にならない 﨑谷式パレオ食事法（主婦と生活社）﨑谷博征［医師］

18. スタンフォード式 疲れない体（サンマーク出版）山田知生［スタンフォード大学スポーツ医局 アソシエイトディレクター］

19. この食事で自律神経は整う（フォレスト出版）溝口徹［医師］

20. マクロビオティック入門 食と美と健康の法則（かんき出版）久司道夫［マクロビ研究家］

21. 自然農法 わら一本の革命（春秋社）福岡正信［自然農法実践家］

22. 一汁一菜でよいという提案（グラフィック社）土井善晴［料理研究家］

23. 糖質革命 がん、高血圧、糖尿病、うつ、花粉症、メタボ…現代病の原因は「低血糖症」にあった（宝島社）櫻本薫［医学博士］、櫻本美輪子［医師］

24. 心が疲れたらお粥を食べなさい（幻冬舎）吉村昇洋［僧侶］

25. 腸内フローラ10の真実（主婦と生活社）ＮＨＫスペシャル取材班

26. 科学でわかった正しい健康法（大和書房）ジェフ・ウィルザー［ジャーナリスト］
27. できる男は超少食（主婦の友社）船瀬俊介［ジャーナリスト］
28. まだまだあった！ 知らずに食べている体を壊す食品（アスコム）手島奈緒［食料ジャーナリスト］
29. 最強「塩なし」料理理論（主婦の友社）松嶋啓介［シェフ］
30. 知っておきたい「食」の日本史（ＫＡＤＯＫＡＷＡ）宮崎正勝［歴史学者］
31. 病気にならない「強い体」をつくる食べ方（あさ出版）内海聡［医師］
32. その「不調」、あなたの好きな食べものが原因だった？ 遅発型フードアレルギー（ディスカヴァー・トゥエンティワン）澤登雅一［医師］
33. 医者いらずの食（キラジェンヌ）内海聡［医師］
34. 日本人のための科学的に正しい食事術（三笠書房）西沢邦浩［健康医療ジャーナリスト］
35. 海藻を食べる健康法（朝日出版社）西澤一俊［化学者］
36. 簡単、なのに美味い！ 家めしこそ、最高のごちそうである。（マガジンハウス）佐々木俊尚［作家・ジャーナリスト］
37. 長生きしたければ、原材料表示を確認しなさい！（ビジネス社）小薮浩二郎［添加物研究者］
38. 50代からの超健康革命（グスコー出版）松田麻美子［ヘルス・エデュケーター］
39. 食物養生大全（評言社）鶴見隆史［医師］
40. 食品の裏側（東洋経済新報社）安部司［食品添加物評論家］
41. 『フォークス・オーバー・ナイブズ』に学ぶ超医食革命（グスコー出版）松田麻美子［ヘルス・エデュケータ

ー］
42. 家族みんなが病気にならない食べ方事典（現代書林）山田豊文［杏林予防医学研究所所長］
43. 「外食の裏側」を見抜くプロの全スキル、教えます。（東洋経済新報社）河岸宏和［食品安全教育研究所代表］
44. 介護されたくないなら粗食はやめなさい ピンピンコロリの栄養学（講談社）熊谷修［人間総合科学大学教授］
45. 医者も教えてくれなかった実はすごいフルーツの力（講談社）宇山恵子［医療ジャーナリスト］
46. がんで余命ゼロと言われた私の死なない食事（幻冬舎）神尾哲男［料理研究家］
47. 世界のエグゼクティブを変えた超一流の食事術（サンマーク出版）アイザック・H・ジョーンズ［医師］
48. タネと内臓 有機野菜と腸内細菌が日本を変える（築地書館）吉田太郎［長野県農業大学校勤務］
49. 無病法（PHP研究所）ルイジ・コルナロ［貴族］
50. 買ってはいけない飲み物・お菓子 買ってもいい飲み物・お菓子（大和書房）渡辺雄二［科学ジャーナリスト］
51. 人類最強の「糖質制限」論 ケトン体を味方にして痩せる、健康になる（SBクリエイティブ）江部康二［医師］
52. 食事のせいで、死なないために［食材別編］（NHK出版）マイケル・グレガー［医学博士］、ジーン・ストーン［ジャーナリスト］
53. 図解 一生、医者いらずの食べ方（三笠書房）済陽高穂［医師］
54. オーガニック革命（集英社）高城剛［クリエイター］

55. 沈黙の春（新潮社）レイチェル・カーソン［生物学者］
56. パーフェクト・ヘルス（きこ書房）ディーパック・チョプラ［医師］
57. 正しい肉食 五〇歳をすぎたら肉を食べなさい！（集英社）熊谷修［人間総合科学大学教授］
58. 心と体が最強になる禅の食（河出書房新社）千葉公慈［仏教学者］
59. 食べるなら、どっち!? 不安食品見極めガイド（サンクチュアリ出版）渡辺雄二［科学ジャーナリスト］
60. WHOLE がんとあらゆる生活習慣病を予防する最先端栄養学（ユサブル）T・コリン・キャンベル［医学博士］
61. 食の未来のためのフィールドノート（NTT出版）ダン・バーバー［シェフ］
62. アーユルヴェーダ食事法（径書房）香取薫［インド・スパイス料理研究家］、佐藤真紀子［Satvik アーユルヴェーダスクール代表］
63. 食養人生読本（日本CI協会）桜沢如一［食文化研究家、マクロビオティックの提唱者］
64.「腸の力」であなたは変わる（三笠書房）デイビッド・パールマター［医師］
65. ジョコビッチの生まれ変わる食事 新装版（扶桑社）ノバク・ジョコビッチ［テニスプレイヤー］
66. 果糖中毒（ダイヤモンド社）ロバート・H・ラスティグ［カリフォルニア大学サンフランシスコ校小児科教授］
67. 未来の食卓 2035年 グルメの旅（講談社）ジョシュ・シェーンヴァルド［ジャーナリスト］
68. からだにおいしい 野菜の便利帳（高橋書店）板木利隆［農学博士］
69.「原始人食」が病気を治す（マキノ出版）崎谷博征［医師］

70. ガンが消えていく食事（マキノ出版）済陽高穂［医師］、志澤弘［文筆家］
71. 江戸の健康食 日本人の知恵と工夫を再発見（河出書房新社）小泉武夫［農学博士］
72. 最強の栄養療法「オーソモレキュラー」入門（光文社）溝口徹［医師］
73. 人の健康は腸内細菌で決まる！（技術評論社）光岡知足［農学博士］
74. 老けない体をつくる〝発酵食〟（幻冬舎）中西雅寛［株式会社日本自然発酵・荘川研究所所長］
75. Mindful eating　人生が豊かになる食べ方の習慣（日本実業出版社）ジャン・チョーズン・ベイズ［医師］
76. お魚をまいにち食べて健康になる（キクロス出版）鈴木たね子［農学博士］
77. 野菜と肉は、6対1で召し上がれ（ＰＨＰ研究所）浜内千波［料理研究家］
78.「プーファ」フリーであなたはよみがえる！（鉱脈社）崎谷博征［医師］
79. 酵素が病気にならない体をつくる！（青春出版社）鶴見隆史［医師］
80. 身土不二を考える（無明舎出版）島田彰夫［医学博士］
81. 家庭料理 １００のきほん（マガジンハウス）編・おいしい健康
82. ビーガンという生き方（緑風出版）マーク・ホーソーン［活動家、文筆家］
83. 50歳からは肉を食べ始めなさい（フォレスト出版）藤田紘一郎［医学博士］
84. 山地酪農家 中洞正の生きる力（六耀社）中洞正［自然放牧酪農家］
85.「健康に良い」はウソだらけ（新星出版社）稲島司［医師］
86. 疲れない体をつくる疲れない食事（ＰＨＰ研究所）柏原ゆきよ［管理栄養士］
87. 70歳からの肉食革命（山と溪谷社）白澤卓二［医師］

88. データが語る　おいしい野菜の健康力（丸善出版）及川紀久雄［工学博士］、丹羽真清［デザイナーフーズ株式会社代表取締役社長］、霜多増雄［シモタファーム代表取締役社長］
89. 食医石塚左玄の食べもの健康法（農山漁村文化協会）橋本政憲［日本ＣＩ協会出版部長］、丸山博［医学博士］
90. なぜ、魚は健康にいいと言われるのか？（成山堂書店）鈴木たね子［農学博士］
91. 断糖のすすめ（ワニブックス）西脇俊二［医師］
92.「空腹」が人を健康にする（サンマーク出版）南雲吉則［医師］
93.「日本人の体質」研究でわかった長寿の習慣（青春出版社）奥田昌子［医師］
94. 中性脂肪を自力でみるみる下げるコツ（河出書房新社）栗原毅［医師］
95. 発酵道（スタジオＫ）寺田啓佐［寺田本家23代目当主］
96. 発酵文化人類学（木楽舎）小倉ヒラク［発酵デザイナー］
97. 心の病と低血糖症（第三文明社）大沢博［岩手大学名誉教授］
98. 病気にならない生き方（サンマーク出版）新谷弘実［医師］
99. 1日1杯の味噌汁が体を守る（日本経済新聞出版）車浮代［時代小説家、江戸料理・文化研究家］
100. これを食べれば医者はいらない（祥伝社）若杉友子［食養研究家］

〈その他の１００冊〉

101. 主食をやめると健康になる 糖質制限食で体質が変わる！（ダイヤモンド社）江部康二［医師］

102. おなかのカビが病気の原因だった（マキノ出版）内山葉子［医師］
103. 機能性野菜の科学 健康維持・病気予防に働く野菜の力（日刊工業新聞）佐竹元吉［学術博士］
104. 新版 インドの生命科学 アーユルヴェーダ（農山漁村文化協会）上馬場和夫［医師］、西川眞知子［アーユルヴェーダネイチャーケア学院代表］
105. 食物と健康と霊性（サティヤ・サイ出版協会）小窪正樹［医学博士］
106. 最新！ 腸内細菌を味方につける30の方法（ワニブックス）藤田紘一郎［医学博士］
107. 江部康二の糖質制限革命（東洋経済新報社）江部康二［医師］
108. 体がよろこぶ！ 旬の食材カレンダー（サンクチュアリ出版）まめこ［作家、イラストレーター］
109. 心と体の健康、食生活を変えてワクワクの人生へ！（ギャラクシーブックス）新井留美［ローフード研究家］
110. 若杉ばあちゃん医者いらずの食養訓（主婦と生活社）若杉友子［食養研究家］
111. 50歳を過ぎたら「粗食」はやめなさい！（草思社）新開省二［医師］
112. 子供たちは何を食べればいいのか（グスコー出版）松田麻美子［ヘルス・エデュケーター］
113. なにをどれだけ食べたらいいの？（女子栄養大学出版部）香川芳子［医学博士］
114. 食べてはいけない添加物 食べてもいい添加物（大和書房）渡辺雄二［科学ジャーナリスト］
115. その食べ方では毒になる！（青春出版社）森由香子［管理栄養士］
116. シリコンバレー式 自分を変える最強の食事（ダイヤモンド社）デイヴ・アスプリー［ＩＴ起業家］
117. パンと牛乳は今すぐやめなさい！（マキノ出版）内山葉子［医師］

118. 疲労も肥満も「隠れ低血糖」が原因だった！（マキノ出版）溝口徹［医師］
119. まんがで簡単にわかる！ 日本人だけが知らない汚染食品～医者が教える食卓のこわい真実～（ユサブル）内海聡［医師］、くらもとえいる［漫画家］
120. 危険な食品 命を脅かす遺伝子組み換え食品からＴＰＰの農薬入り農産物まで（宝島社）山田博士［食生態学者］
121.「食べない」健康法（ＰＨＰ研究所）石原結實［医学博士］
122. はじめてのオーガニックガイドブック（good.book）松浦愛［IN YOU 代表］
123. むかしの味（新潮社）池波正太郎［作家］
124. 自然治癒力が上がる食事（ユサブル）小峰一雄［歯科医］
125. 食べない人たち（マキノ出版）秋山佳胤［弁護士、医学博士］、森美智代［森鍼灸院院長］、山田鷹夫［不食研究所代表］
126. 高城式健康術55 医師が教えてくれない家庭の医学（光文社）高城剛［クリエイター］
127. それでは実際、なにをやれば免疫力があがるの？（ワニブックス）飯沼一茂［医学博士］
128. 精進料理考（春秋社）吉村昇洋［僧侶］
129. ガンが嫌なら野菜を変えなさい（キラジェンヌ）サルベストロール研究会
130. 間違いだらけの食事健康法 現代人が「慢性病」を抱えた理由（技術評論社）崎谷博征［医師］
131. 活性酸素と野菜の力（幸書房）前田浩［医師］
132. 体をおいしくととのえる！ 食べる漢方（マガジンハウス）櫻井大典［ミドリ薬品漢方堂 三代目］

133. アーユルヴェーダ式ライフスタイル（ガイアブックス）ハリッシュ・ヴァルマ［医師］他
134. まず白米をやめなさい！（あさ出版）溝口徹［医師］
135. ひとさじのはちみつ 自然がくれた家庭医薬品の知恵（マガジンハウス）前田京子［作家］
136. 薬いらずのはちみつ生活（青春出版社）清水美智子［日本ハチミツ料理研究所・日本ミード研究会主宰］
137. 子どもの腸には毒になる食べもの 食べ方（青春出版社）西原克成［医学博士］
138. 糖尿病は〝砂糖〟で治す！（鉱脈社）﨑谷博征［医師］
139. 長友佑都のファットアダプト食事法（幻冬舎）長友佑都［サッカー選手］
140. 短命の食事 長命の食事（ワニブックス）丸元淑生［作家］
141. 食とからだのエコロジー（農山漁村文化協会）島田彰夫［医学博士］
142. 発酵生活で新しい私に生まれ変わる（ヒカルランド）栗生隆子［発酵生活研究家］
143. 日本人のための病気にならない食べ方（フォレスト出版）幕内秀夫［健康・料理評論家］
144. 40歳からの元気食「何を食べないか」（講談社）幕内秀夫［健康・料理評論家］
145. 実践・50歳からの少食長寿法（講談社）幕内秀夫［健康・料理評論家］
146. すべては宇宙の采配（東邦出版）木村秋則［奇跡のりんご農家］
147. 薬に頼らずコレステロール・中性脂肪を下げる方法（アチーブメント出版）長島寿恵［薬剤師］
148. 知識ゼロからの健康茶入門（幻冬舎）藤田紘一郎［医学博士］
149. 「健康茶」すごい！薬効 もうクスリもいらない医者もいらない（ヒカルランド）船瀬俊介［ジャーナリスト］

150.「食事」を正せば、病気、不調知らずのからだになれる ふるさと村のからだを整える「食養術」（ディスカヴァー・トゥエンティワン）秋山龍三［ふるさと村・自然食養学会主宰］、草野かおる［作家］
151.「自然塩・ニガリ」で死ぬ!!（コスモトゥーワン）浅井敏雄［地球を守る会代表］
152. 世界は食でつながっている（KADOKAWA）MAD［NPO］
153. 食べることは生きること（カナリアコミュニケーションズ）大瀬由生子［料理研究家］
154. どう食べるかはどう生きるか（光文社）大森一慧［純正穀物菜食料理研究家、栄養士］
155. 肉好きは8倍心臓マヒで死ぬ（共栄書房）船瀬俊介［ジャーナリスト］
156. からだの力が目覚める食べ方（ディスカヴァー・トゥエンティワン）ハーヴィー・ダイアモンド［健康コンサルタント］
157. 人生を変える最強の食事習慣（農林統計協会）大池秀明［時間栄養科学研究会 発起人／幹事］
158. 釈迦が教えた健康法（叢文社）かめい・じょうじ［町の健康博士］
159. 健康方程式（文芸社）井上敬［医師］
160. 日本人の正しい食事（農山漁村文化協会）沼田勇［医学博士］
161. ゼン・マクロビオティック（日本CI協会）桜沢如一［食文化研究家、マクロビオティックの提唱者］
162. 新・健康学「偏食」のすすめ（教育評論社）永樂和重［医師］
163. 光の食卓 人生を輝かせる奇跡の［超菜食］パワー（ヒカルランド）木村重一［sofa Deli&Foods 株式会社代表取締役］
164. ガン、糖尿、ボケが消滅 奇跡の薬効きのこ（早稲田出版）古屋賢次［国際薬効きのこ研究会主宰］

165. きのこと健康（全国林業改良普及協会）菅原龍幸［農学博士］
166. 海苔をまいにち食べて健康になる（キクロス出版）大房剛［農学博士］
167. 本当にコワい？食べものの正体（すばる舎）中川基［サイエンスジャーナリスト］
168. 科学的データでわかる 果物の新常識（誠文堂新光社）田中敬一［農学博士］、原田都夫［前（公財）中央果実協会需要促進部長］、間苧谷徹［農学博士］
169. 糖質制限で頭がいい子になる 三島塾のすごい子育て（かんき出版）三島学［三島塾塾長］
170. 禅と食（小学館）枡野俊明［僧侶］
171. 頭のいい子が育つ食事（日本実業出版社）小山浩子［料理研究家・管理栄養士］
172. Dr. 白澤の 頭は1日でよくなる ケトン食でできる子に（主婦の友社）白澤卓二［医師］
173. 糖質、脂質、塩分、カロリー、コレステロール…制限しないで長生きできる食べ方の習慣（すばる舎）高田明和［脳科学者］
174. マンガでわかる！食事で改善 親が怒らなくても自分で勉強する子に（主婦の友社）三島学［三島塾塾長］、江部康二［医師］
175. 長寿の嘘（ブックマン社）柴田博［医学博士］
176. なにをどれだけ食べたらよいか。（ゴルフダイジェスト社）柴田博［医学博士］
177. 肉を食べる人は長生きする（ＰＨＰ研究所）柴田博［医学博士］
178. 体を整える食事術（柑出版社）杏仁美友［薬膳コンシェルジュ協会代表理事］
179. 子どもの「集中力」は食事で引き出せる（青春出版社）上原まり子［Natural Kitchen Laboratory マクロ

ウタセ代表〕
180. 道元「典座教訓」（ＫＡＤＯＫＡＷＡ）道元〔僧侶〕
181. 精進料理入門（大法輪閣）阿部慈園〔僧侶〕
182. 病気にならない人の野菜の食べ方（青春出版社）森由香子〔管理栄養士〕
183. あなたを生かす油 ダメにする油（ＫＡＤＯＫＡＷＡ）白澤卓二〔医学博士〕
184. 最新医学で証明された最高の食事術（講談社）日比野佐和子〔医学博士〕
185. 成功する子は食べ物が９割（主婦の友社）細川モモ〔予防医療コンサルタント〕、宇野薫〔管理栄養士〕
186. ハーバード医学教授が教える 健康の正解（ダイヤモンド社）サンジブ・チョプラ〔医師〕、デビッド・フィッシャー〔著述家〕
187. 食のパラドックス（翔泳社）スティーブン・R・ガンドリー〔医学博士〕
188. 白洲次郎・正子の食卓（新潮社）牧山桂子〔著作家〕
189. アーユルヴェーダの食事療法 至福の体質別レシピ（フレグランスジャーナル社）マヤ・ティワリ〔作家〕
190. 老けない人はこれを食べている（新星出版社）牧田善二〔医師〕
191. 旅する八百屋（アノニマ・スタジオ）鈴木鉄平、山代徹〔青果ミコト屋〕
192. 自然に還る（春秋社）福岡正信〔自然農法実践家〕
193. VEGETARIAN-ism 21世紀のライフスタイル「ベジタリアニズム」（フードジャーナル社）阿部一博〔農学博士〕
194. 食と健康の一億年史（亜紀書房）スティーブン・レ〔オタワ大学生物学科客員教授〕

195. 侵略する豚（小学館）青沼陽一郎［作家・ジャーナリスト］
196. 世界のピークパフォーマーが実践する脳を操る食事術（ＳＢクリエイティブ）石川三知［Body Refining Planner］
197. 発酵の技法（オライリー・ジャパン）サンダー・エリックス・キャッツ［発酵実験家］
198. 食の歴史（プレジデント社）ジャック・アタリ［作家］
199. アジア菜食紀行（講談社）森枝卓士［フォト・ジャーナリスト］
200. 食べる時間を変えれば健康になる（ディスカヴァー・トゥエンティワン）古谷彰子［理学博士・栄養士］

年　月	改善前の食生活
私の状況	
朝食	
ランチ	
夕食	
間食	
飲み物	
課題	

年　月	これから取り組む食生活
私の理想	
避ける物	
朝食	
ランチ	
夕食	
間食	
飲み物	
重点課題	

年　月	改善後　ウェルネスな食生活
私の状況	
避ける物	
朝食	
ランチ	
夕食	
間食	
飲み物	
課題	

国府田 淳

1974年、京都府生まれ。同志社大学経済学部を卒業後、ユナイテッドアローズ、ファッション誌「Boon」の編集、ITベンチャーを経て、RIDE MEDIA&DESIGN株式会社を設立。東京屈指のWebクリエイティブカンパニーに成長させた。現在は同社のファウンダー&CEOの他、Forbes JAPANオフィシャルコラマー、ココラブル取締役、ABOUT LIFE COFFEE BREWERS共同代表、ベトナムのPizza4P'sクリエイティブマーケティングディレクター、四角大輔エグゼクティブマネージャー、投資家など、ジャンルに捉われないクリエイターとして活動している。健康管理士一般指導員・文部科学省後援「健康管理能力検定」1級。

講談社+α《プラスアルファ》新書 834-1 B

健康本200冊を読み倒し、自身で人体実験してわかった
食事法《しょくじほう》の最適解《さいてきかい》
国府田《こうだ》 淳《あつし》

2020年9月16日 第1刷発行
2023年7月18日 第3刷発行

発行者―――― 鈴木章一
発行所―――― 株式会社 講談社
東京都文京区音羽2-12-21 〒112-8001
電話 編集(03)5395-3522
販売(03)5395-4415
業務(03)5395-3615

デザイン―――― 鈴木成一デザイン室
カバー印刷―――― 共同印刷株式会社
印刷―――― 株式会社KPSプロダクツ
製本―――― 牧製本印刷株式会社
本文データ制作―― 講談社デジタル製作

KODANSHA

定価はカバーに表示してあります。

落丁本・乱丁本は購入書店名を明記のうえ、小社業務あてにお送りください。

送料は小社負担にてお取り替えします。

なお、この本の内容についてのお問い合わせは第一事業本部企画部「+α新書」あてにお願いいたします。

Printed in Japan
ISBN978-4-06-520814-4